Angst, wir müssen reden
Was wirklich hilft, um sich von Ängsten zu befreien
Jeannette Hagen

Jeannette Hagen

Angst, wir müssen reden

Was wirklich hilft,
um sich von Ängsten
zu befreien

Deutsche Erstausgabe 2020
Copyright 2020 © Jeannette Hagen
Das Werk ist urheberrechtlich geschützt.
Jede Verwertung bedarf der ausschließlichen Zustimmung des Autors. Dies
gilt insbesondere für die Vervielfältigung, Verwertung, Übersetzung und die
Einspeicherung und Verarbeitung in elektronischen Systemen.

Publikation:
pure Verlag
Vladislav Kaufman
Königsbergstr. 6 | 97424 Schweinfurt
USt. ID: DE325190422
Kontakt: vk@kauf-cc.net

Covergestaltung und Satz: Wolkenart - Marie-Katharina Wölk,
www.wolkenart.com
Bildmaterial: ©Shutterstock.com
Lektorat: Martina Müller

ISBN: 978-3-9821762-3-9

Inhaltsverzeichnis

„Angst verhindert nicht den Tod. Sie verhindert das Leben."
(Nagib Machfus, Humanist/Nobelpreisträger)

Vorwort

Ich habe Jeannette Hagen als Leser kennengelernt. In ihrem Buch *Die verletzte Tochter* hat sie von der Tragik berichtet, eine vaterlose Tochter zu sein. Ihr individuelles Unglück rührt daher, dass sie von ihrem Vater sogar den Wohnort kennt, dass der aber nichts von der Tochter wissen will. Aus ihrem persönlichen Leid heraus hat sie ein authentisches Buch geschrieben, das nachdrücklich aufzeigt, wie Vaterentbehrung das Leben prägen kann. Beim Mädchen und der Frau, beim Jungen und beim Mann – in jeweils unterschiedlicher Ausformung.

Diese Authentizität und Offenheit finde ich in ihrem Buch über Angst wieder. Es existieren unzählige Bücher über die Angst. Einige kommen mit vollmundigen Versprechen daher: „Dieses Buch bietet Soforthilfe, es ist ein revolutionäres Buch, es zeigt Dir den neuen Weg auf" und viele andere unhaltbare Ansagen. Jeannette Hagen beeindruckt mit der Bescheidenheit einer erfahrenen Frau: Seit 20 Jahren arbeitet sie als Coach und Autorin, begleitete viele Menschen, in teils problematischen Lebensabschnitten. Sie möchte ihr Erfahrungswissen weitergeben, aber keine Verheißungen machen, die nicht einzuhalten sind.

Alle seelischen Prozesse werden von biologischen Energien erzeugt. Angst ist ein allgemeiner, angeborener Anpassungsmechanismus, den man bereits bei Tieren, wie etwa der Meeresschnecke Aplysia findet. Sowohl bei den Tieren als auch beim Menschen warnt Angst vor Gefahren und ruft zu Gegenmaßnahmen auf, zum Flüchten, zum Standhalten oder zur Erstarrung.

Das ist eigentlich unproblematisch, sollte man meinen – aber Angst hat beim Menschen einen zwiespältigen Charakter. „Angst verhindert nicht den Tod. Sie verhindert das Leben", zitiert Jeannette Hagen den ägyptischen Dichter Nagib Machfus. „Angst ist eine Farbe unseres Lebens", sagt hingegen der Psychoanalytiker Horst Eberhard Richter in seinem Buch *Umgang mit der Angst*. Warum funktioniert Angst beim Tier fast reibungslos, kann aber bei Menschen zum quälenden Problem werden? Das Tier reagiert auf äußere Reize ganz selbstverständlich, instinkthaft. Der Mensch hat kaum mehr Instinkte. Und das wesentlichste, was Menschen besitzen, kann störend werden. Es ist seine Fantasie. Darum schreibt Jeannette Hagen, dass gerade ängstliche Menschen äußerst sensibel und achtsam für ihre Umgebung und sich selbst sind.

Zwei Dinge sind also für die Angstentwicklung kritisch. Ich missachte Furcht, also echte Angst. Damit kann ich mein Leben gefährden. Oder ich entwickle in meiner Fantasie Ängste, die sich von der Wirklichkeit entfernen: Ein Kind fürchtet die Schule, obwohl es gerne lernt. In Wirklichkeit will es sich nicht von der Mutter trennen. Eine traumatisierte Jugendliche erlebt jede Nacht in ihren Träumen grauenvolle Todesängste. Ein Mann bekommt Ängste, schon wenn er nur ein wenig in die Höhe gestiegen ist. Er ist unsicher und kann sich nicht auf sein Können verlassen. Eine andere Frau hat Angst vor Spinnen … Warum ausgerechnet vor Spinnen? Irrationale Ängste können aber auch kollektiv auftreten. Die Angst vor dem Coronavirus bewirkte Hamsterkäufe, von Nudeln, Hefe bis hin zum Toilettenpapier. Was da jeweils geschieht, vergleicht Jeannette Hagen mit einer misslungenen Programmierung. Diese ist das Problem und nicht der Mensch. Wir können sie ändern, „so wie man die Software eines Computers auf ein neues Level bringen kann", ist ihre feste Überzeugung. Denn das Gehirn des Menschen kann sich bis ins hohe Alter umorganisieren. Es ist „neuroplastisch".

Ich möchte Ihnen darum empfehlen, sich auf die vielfältigen Strategien der erfahrenen Systemischen Coachin Jeannette Hagen einzulassen. Beachten Sie Ihr Inneres Kind mit gleichschwebender Aufmerksamkeit und Offenheit. In jedem Fall werden Sie einen anderen Zugang zu Ihren Ängsten finden.

Dr. Hans Hopf (Kinder- und Jugendpsychotherapeut.
Dozent und psychoanalytischer Kontrollanalytiker)

Ein kleiner Hinweis

Bevor wir auf den nächsten Seiten gemeinsam in das Thema „Angst" eintauchen, möchte ich Ihnen ein wenig über mich erzählen. Gleichzeitig ist es mir wichtig, abzugrenzen, was das Buch leisten kann und was nicht.

Ich arbeite seit rund 20 Jahren als Coach und Autorin, begleite also Menschen in herausfordernden Phasen und schreibe über gesellschaftliche, politische und psychologische Themen. Wenn Sie mich fragen würden, was mich an meiner Arbeit am meisten fasziniert, dann lautet die Antwort: der Mensch. Besser gesagt „die Menschen", denn die Faszination liegt für mich darin, dass wir so unterschiedlich sind. Kein Mensch nimmt die Welt absolut identisch wahr, wie ein anderer. Während dem einen vor Angst buchstäblich die Knie schlottern und die Zähne klappern, kann der andere es kaum erwarten, in den Wagen einer Achterbahn zu steigen und laut juchzend die Geschwindigkeit und das Auf und Ab zu genießen.

Während die eine am Strand beim Anblick des Sonnenuntergangs dahinschmilzt und mit Tränen der Rührung in den Augen den Blick gar nicht abwenden kann, ist die Freundin vielleicht nur damit beschäftigt, das optimale Foto zu machen und erfasst die Schönheit des Moments überhaupt nicht. Ist das eine nun besser als das andere? Nein, die beiden Frauen nehmen ihre Umgebung nur unterschiedlich wahr, haben offensichtlich auch unterschiedliche Prioritäten und haben andere Erfahrungen gemacht, die sie geprägt haben. Vielleicht verbindet die Romantikerin etwas Besonderes mit Sonnenuntergängen und vielleicht ist die andere nicht in der Lage, die Schönheit auszuhalten, weil sie dadurch an irgendetwas erinnert wird, das unangenehm war. Vielleicht ist es aber auch alles ganz anders. Wir wissen es nicht. Es gibt ein altes indianisches Sprichwort, das da heißt: „Urteile nie über einen Menschen, bevor du nicht einen Monat lang in seinen Mokassins gelaufen bist." Für mich ist das ein Leitsatz für viele Situationen, in denen ich versucht bin, Menschen in Schubladen zu stecken. Und vielleicht geht Ihnen das ja auch so, wenn sie mitbekommen, dass jemand ängstlich ist. Möglicherweise denken Sie, dass der- oder diejenige sich nicht so haben soll, weil Sie selbst die „Gefahr" überhaupt nicht sehen. Für den anderen ist sie aber real.

Glauben Sie mir: Ängste haben immer einen Grund. Sie entstehen nicht aus einer Laune heraus. Niemand hat gern Angst. Wenn es mir mit diesem Buch gelingt, das zu vermitteln, dann bin ich schon mal sehr glücklich, denn ich weiß, wie sehr viele Angstgeplagte nicht nur unter der Angst selbst, sondern auch unter der Beurteilung durch andere leiden. Meist geht die Beurteilung sogar von den Betroffenen selbst aus – sie schimpfen mit sich, werten sich ab, verteufeln das eigene Verhalten. Das ist ein Dilemma, welches das Problem leider nicht löst, sondern es verschärft.

Darum ist es mir ein großes Anliegen, Ihnen zu vermitteln, dass nicht Sie das Problem sind, sondern Ihre Programmierung. Und dass diese sich ändern lässt, so wie man die Software eines Computers auf ein neues Level bringen kann. Unser Gehirn hat eine wunderbare Eigenschaft – es kann sich bis ins hohe Alter umorganisieren. Man nennt das Neuroplastizität. Gemeint ist damit, dass eingefahrene Reaktions- und Denkmuster aufgelöst werden können. So als würden Sie einen Trampelpfad durch eine Wiese nicht mehr benutzen. Nach und nach wächst Gras darüber und irgendwann ist dieser Pfad verschwunden, während sie einen anderen, schöneren oder kürzeren Weg gefunden haben.

Die Strategien, die ich Ihnen in diesem Buch vorstelle, sind eine Mischung aus verschiedenen Techniken, die ich in meiner Ausbildung zum Systemischen Coach erlernt und bei vielen Klienten, teils auch bei mir selbst, erfolgreich angewandt habe. Ich gebe also Erfahrungswissen weiter, das durch wissenschaftliche Untersuchungen untermauert ist, und bin achtsam genug, Ihnen keine Versprechungen zu machen. Ich halte Zusicherungen wie „Angstfrei in zehn Tagen" oder ähnliches für unseriös. Nicht nur, weil tief greifende Ängste sich nicht einfach so in Wohlgefallen auflösen, sondern weil der Frust, wenn es nicht in zehn Tagen klappt, zusätzlich verunsichert und das Problem damit verschärfen kann. Außerdem gibt es kein angstfreies Leben. Wir sind ja schließlich keine Roboter.

Und noch ein Punkt, bevor wir loslegen. Ein Buch allein kann nichts verändern – sich verändern, das können nur Sie. Und manchmal brauchen Sie noch jemanden, der Ihnen dabei hilft. Sich therapeutisch oder von einem Coach begleiten zu lassen, kann zuweilen eine gute Lösung sein. Ich sage bewusst nicht „immer", weil ich Ihre Situation natürlich nicht beurteilen kann. Auch hier kann ich wieder nur aus Erfahrung sprechen. Ich habe mir, wenn ich selbst nicht weitergekommen bin, immer professionelle Hilfe gesucht. Mir tat es gut, jemanden an der Seite zu haben, der einen gewissen Abstand hatte. Das war anders, als sich Rat bei engen Freunden zu holen. Aber ich weiß auch, dass es nicht für jede oder für jeden die Lösung ist. Das muss man probieren.

Das Wichtigste bei allem ist: Haben Sie Geduld und seien Sie gut zu sich. Gönnen Sie sich etwas, wenn Sie einen Schritt geschafft haben. Belohnen Sie sich. Unser Gehirn liebt Belohnungen. Wie wir das nutzen können, erläutere ich Ihnen in diesem Buch.

> *„Es gibt keine Grenzen. Weder für Gedanken, noch für Gefühle.*
> *Es ist die Angst, die immer Grenzen setzt."*
> *(Ingmar Bergman)*

Einleitung:
Der Schatz hinter dem Drachen

Wenn mich irgendwann mal jemand fragt, welcher Satz der bedeutsamste meines Lebens war, sozusagen die eine Lebensweisheit, die immer gegriffen hat, wenn es um größere Veränderungen ging, vor denen ich Angst hatte, dann habe ich eine Antwort. Der Satz lautet: „Der Schatz liegt stets hinter dem Drachen." Gesagt hat ihn Pfarrer und Coach Volker Tepp, als wir uns vor vielen Jahren darüber unterhielten, ob und vor allem, wie ich meine Angst überwinden kann. Es ging damals darum, mit fast 40 Jahren meine zwei Halbbrüder und meine Halbschwester, zu denen ich bis dato keinen Kontakt gehabt hatte, aufzusuchen. Zwei von ihnen wussten nicht einmal, dass es mich gab.

Für mich fühlte sich der Schritt, sie zu kontaktieren, seit Jahren wie ein Drachenkampf an. Ich weiß noch wie heute, wie sehr ich es hinausgezögert habe, wie sehr ich mit mir gerungen habe, und ich kann auch jetzt noch beschreiben, was es für ein Gefühl und für ein Geschenk war, ein paar Monate nach den ersten Gesprächen mit ihnen gemeinsam an einem Tisch zu sitzen. Nie zuvor und nie danach habe ich mich so vollkommen und ganz gefühlt. Es war, als ob jemand mich selbst und den Boden unter meinen Füßen endlich repariert hatte. Plötzlich war nichts mehr wackelig, plötzlich war ich selbst ein Ganzes. Nicht mehr fragmentiert und ewig suchend. Und dazu hatte ich meine Angst überwunden. War einen mutigen Schritt gegangen und konnte diese Erfahrung des „Gelingens" abspeichern.

Die Angst als Drache, der feuerspeiend vor uns steht und einen Schatz bewacht, der zweifelsfrei uns gehört, ist ein Bild, das in zweierlei Hinsicht bedeutsam ist. Es zeigt uns zunächst, dass Angst etwas sehr Bedrohliches ist, wenn wir in dieser Bildsprache bleiben. Mit so einem Drachen ist schließlich nicht zu spaßen. Er ist schnell, gewandt, verfügt über unglaubliche Kräfte und hat das Zeug, uns den Garaus zu machen. Wenn wir um ihn herumschleichen, uns nicht trauen, immer wieder halbherzig angreifen und zurückweichen, wird uns das irgendwann erschöpfen.

Aus dem Bild ins Leben übertragen, bedeutet das, dass Ängste, die nicht beherrschbar erscheinen, krank machen können. Sie können so stark lähmen, dass ein normales Leben nicht mehr möglich ist. In dem Fall sprechen wir von Angststörungen. Daneben gibt es die kleinen Ängste – wobei *klein* überhaupt nichts über die Qualität aussagt, sondern lediglich symbolisieren soll, dass es sich um allgemeine, alltägliche Ängste handelt, mit denen sich die meisten Menschen früher oder später auseinandersetzen müssen. Angst vor dem nächsten Schritt, Angst vor Erfolg, Angst vor einer bestimmten Situation zählen beispielsweise dazu.

Manchmal verwechseln wir Angst auch mit Sorgen, die wir uns machen, weil vielleicht ein Anruf nicht kommt, auf den wir warten oder voraussehbar ist, dass sich die Lebensumstände ändern. Es war Sven Hedin, der schwedische Schriftsteller und Entdeckungsreisende, der gesagt haben soll: „Von allen Sorgen, die ich mir gemacht habe, sind die meisten nie eingetreten." Und auch wenn da etwas dran ist, so haben auch die Sorgen, genau wie die Angst, ihre Berechtigung.

Aber zurück zum Drachen und damit zum zweiten Aspekt, der in dieser Redensart steckt. Der Drache weist uns trotz seiner Gefährlichkeit den Weg zu etwas Kostbarem. Er verbirgt einen Schatz, der – wenn wir es schaffen, den Drachen der Angst zu besiegen – für immer ein Teil von uns sein wird. Wer Ängste bewältigt, wird daran nicht nur wachsen, sondern buchstäblich einen Transformationsprozess durchlaufen. Er wird seinen Lebenswerkzeugkoffer um mindestens ein Tool erweitern und sich am Ende selbst ein Stück weit nähergekommen und vertrauter sein. Ängste sind wie ein fein justiertes Navigationsgerät. Dort, wo die Angst lauert, liegt auch das Potenzial für Veränderungen.

So betrachtet, sollten wir der Angst sogar dankbar sein, wenn sie sich zeigt. Das ist oft schwierig, weil wir natürlich die Situationen, in denen Ängste auftauchen, meist als höchst unangenehm empfinden. In so einem Moment kommt wohl kaum jemand auf die Idee zu sagen: „Hallo Angst, super, dass du da bist." Und trotzdem kann man das immer wieder in diversen Ratgebern lesen.

Bevor ich die Angst begrüße, muss ich sie jedoch erst einmal akzeptieren oder noch einen Schritt weiter zurück: **mir eingestehen, dass sie da ist**. Denn meist verleugnen wir sie, wollen wir sie nicht wahrhaben. Wir schieben sie beiseite, ignorieren sie, so gut es geht. Manchmal betäuben wir sie auch mit Alkohol, Arbeit, Shoppen oder Drogen. Am Ende bleibt allerdings stets die Erfahrung, dass es wenig bis nichts bringt, die Angst zu verleumden. Angst sucht sich immer einen Weg.

Es gibt übrigens noch einen weiteren Satz, der mir zum Thema Angst einfällt. Er kommt von Professor Dr. Meinhard Miegel. Er hat ihn in einem Vortrag über die Folgen des demografischen Wandels für Wirtschaft und Gesellschaft gesagt: „Die deutsche Bevölkerung ist heute eine fragile, ängstliche und weitgehend erstarrte Bevölkerung (2016)."

Was er hier in einem für uns nebensächlichen Zusammenhang ausdrückt, zeigt uns, dass die Angst auch ein kollektives Phänomen sein kann. Gerade die letzten Jahre stehen fast schon symbolisch dafür, dass Ängste gezielt geschürt werden können. Dass sich das sogar als Taktik einsetzen lässt, um Politik zu machen. Dazu kommt, dass ältere Menschen grundsätzlich ängstlicher sind als jüngere und Deutschland ist nun mal ein Staat, in dem der Anteil der Menschen über 50 deutlich größer ist, als der Anteil derer, die jünger sind. Unabhängig davon trägt der Medienrummel, der um bestimmte Themen gemacht wird, natürlich dazu bei, Grundängste zu verstärken. Reißerische Aufmacher, fette Überschriften, in denen mit dem Untergang gedroht wird, offene, spekulative Fragen befeuern Ängste. Dann bahnt sich ein diffuses Gefühl, nicht mehr sicher zu sein, den Weg in die Köpfe und überlagert hartnäckig alle Fakten. Wir erleben das, während ich dieses Buch schreibe, gerade live. Die Corona Pandemie befeuert derzeit persönliche, sowie kollektive Ängste und holt längst überholt geglaubte Verschwörungsmythen wieder ans Licht.

Unabhängig von diesen Gedanken leiden zwölf Millionen Deutsche unter einer diagnostizierten Angststörung, Frauen häufiger als Männer (2017 DGPPN). Neben den registrierten Fällen gibt es eine hohe Dunkelziffer. Dazu gehören jene diffusen Ängste, die sich schwer in Statistiken einordnen lassen, weil die Menschen, die von diesen Ängsten geplagt werden, selten zum Arzt gehen. Dazu kommt, dass das Angebot an frei zugänglichen Pharmaka oder einer Droge wie Alkohol genug Optionen bietet, der Angst zumindest für einen gewissen Zeitraum Herr zu werden.

Viele Menschen schlagen sich mit Zukunftsangst, Angst vor Arbeitslosigkeit, Angst vor Entscheidungen, Angst vor Veränderung, Angst vor dem Tod, Angst nicht zu genügen, Angst, etwas zu verpassen, Angst zu scheitern oder mit anderen Ängsten herum.

Jede Angst ist ein Signal, jede Angst ist eine Botschaft, die uns mitteilt, dass etwas aus dem Gleichgewicht geraten ist.

Ängste schränken das Leben ein. Sie verhindern, dass wir der Mensch sind, der wir sein könnten. Sie halten uns gefangen in einer Version unserer selbst, die weit unter dem liegt, was möglich wäre, wenn wir relativ angstfrei unser Potenzial entfalten könnten. Ängste hindern uns daran, zu wachsen. Sie boykottieren unsere Ziele, Träume, Wünsche oder manchmal auch einfach nur den Start in einen Tag. Und trotzdem nehmen Ängste einen wichtigen Stellenwert ein. So lästig sie auf der einen Seite sind, so essenziell sind sie auf der anderen Seite als Seismograf für wirkliche Gefahren. Ich wünsche mir, dass ich mit diesem Ratgeber dazu beitragen kann, dass Sie zwischen beiden Formen unterscheiden lernen, dass Sie den Drachen besiegen, ohne die Angst ganz zu töten. Der Schatz, den Sie heben werden, sind Sie selbst. Sie in Ihrer ganzen Größe mit all Ihren wunderbaren Talenten, Eigenschaften und Werten. Dafür lohnt es sich zu kämpfen.

Und noch etwas: Ich habe in meiner Arbeit festgestellt, dass gerade hinter ängstlichen Menschen unglaublich starke Charaktere stecken. Dass sie äußerst sensibel und achtsam sind für ihre Umgebung und für sich selbst. Dass sie eine unglaubliche Phantasie haben und damit einen großen Einfallsreichtum besitzen. Dass sie oft mit der Entwicklung unserer Gesellschaft weg von Humanität zu Rendite nicht klarkommen oder immer weniger einen Sinn in einer sich immer schneller drehenden Wachstumsspirale sehen. Den meisten Betroffenen ist gar nicht bewusst, wie kraftvoll sie sind. Sie sehen meist nur das „Defizit" – ihre Angst. Dabei ist gerade diese Angst, betrachten wir sie als gesellschaftliches Phänomen, ein Gradmesser dafür, dass wir uns möglicherweise als Gesellschaft in eine falsche Richtung bewegen. Weg von humanitären Werten oder von dem, was uns menschlich macht. Aus dieser Perspektive betrachtet wird deutlich, wie wichtig Ihr Beitrag für die Entwicklung unserer Gesellschaft ist. Ich wünsche und hoffe, dass viele Menschen wieder lernen, Menschen wie Ihnen zuzuhören.

> *„Ein großer Teil der Sorgen besteht aus unbegründeter Furcht."*
> *(Jean Paul Sartre)*

Teil 1 – Der Charakter der Angst

Angst gehört zu unserem Leben. Ich bin sicher, dass sie diesen Satz so oder ähnlich schon viele Male gelesen oder gehört haben. Meist folgt dann die Geschichte mit dem Säbelzahntiger, vor dem wir uns einst schützen mussten, als wir noch in Höhlen lebten oder als Nomaden über den Globus zogen. Es stimmt natürlich – damals konnte es tödlich sein, die Angst zu ignorieren, sich von der Gruppe zu entfernen oder ausgeschlossen zu werden. Darum sind diese Grundängste in uns verankert.

Angst hat also eine wichtige Funktion. Sie weist darauf hin, dass Gefahr drohen könnte. Die Betonung liegt auf „könnte", denn anders als bei der Furcht, kann Angst auch auftreten, wenn die Gefahr real überhaupt nicht existiert. Wenn wir uns fürchten, dann steht der Säbelzahntiger schon vor uns und fletscht die Zähne. Wenn wir Angst haben, ist er vielleicht noch kilometerweit weg oder streunt auf einem ganz anderen Kontinent herum und das Spektakel spielt sich lediglich in unserem Kopf ab. Wichtig zu wissen ist, dass es für unser Gehirn keinen Unterschied macht, ob wir uns Auge in Auge mit der Gefahr befinden oder ob wir sie nur als Kopfkino wieder und wieder abspulen. Die Symptome sind weitestgehend dieselben.

Zwar ist es in der heutigen Zeit nicht mehr der Säbelzahntiger, der uns den Angstschweiß auf die Stirn treibt, aber das evolutionäre Programm ist nach wie vor aktiv. So können Auslöser von Angst konkrete Objekte wie zum Beispiel Spinnen sein oder die Angst davor, eine bestimmte Handlung auszuführen, wie zum Beispiel mit dem Flugzeug von A nach B zu fliegen. Aber meist beziehen sich die modernen Ängste viel mehr auf uns selbst und auf die Umstände, die unser Leben einrahmen. Das macht sie allerdings nicht weniger real und vor allem nicht weniger kompliziert, denn bei der Bewältigung geht es nicht mehr nur darum, zu schauen, was sich hinter den Ängsten verbirgt, sondern auch, den Blick darauf zu richten, ob diese Ängste überhaupt unsere eigenen sind oder ob wir sie übernommen haben.

Ich bin zum Beispiel zeit meines Lebens ungern Motorrad gefahren. Wenn es sich nicht vermeiden ließ, weil die Clique in den Ferien gemeinsam zum See wollte, stieg ich voller Angst hinten auf und hielt mich restlos verkrampft an meinem Vordermann fest. Ging es in die Kurve, hatte ich stets die Tendenz, mich in die falsche Richtung zu neigen – ein Reflex, den ich auch heute noch habe und der mich zum Beispiel beim Skifahren unglaublich behindert hat, sodass ich es irgendwann frustriert gelassen habe.

Schaue ich mir diese Angst an, dann vermischen sich in ihr zwei Aspekte. Da ist zunächst einmal meine eigene Angst vor Geschwindigkeit, die wir jetzt in diesem Kontext mal ignorieren. Viel interessanter als diese Angst ist nämlich im Zusammenhang mit dem Motorradfahren, dass in dieser Angst die Angst meiner Mutter steckt. Sie ist als Jugendliche bei einer Motorradfahrt gestürzt und hat sich, wenn auch nicht schlimm, doch so verletzt, dass die Angst davor, auf ein Motorrad zu steigen, allgegenwärtig war. Ich kann mich erinnern, dass sie mir einige Male davon erzählt hat und dass ich von diesem Moment an das Bild, wie sie verletzt auf dem Boden lag, nicht mehr aus meinem Kopf bekam. So läuft das hin und wieder mit der Angst – wir übernehmen sie von anderen und geben sie sogar an andere weiter, obwohl wir überhaupt keine eigenen Berührungen mit der Gefahr hatten. So habe ich später auch aufgrund meiner Ängste versucht, meinen Kindern das Motorradfahren mehr oder weniger auszureden.

Dass das so funktioniert, ist auch der Grund, warum sich Angst so gut zur Manipulation eignet, denn: Angst kann man uns glaubhaft einreden.

In meinem Fall war es so, dass ich meiner Mutter gegenüber loyal sein wollte. Es wäre mir nicht in den Sinn gekommen, ihr zu widersprechen. Wenn sie sagt, dass es gefährlich ist, mit dem Motorrad zu fahren, dann war das auch so. Für mich gab es überhaupt keinen Grund, daran zu zweifeln. Der Gehorsam, der hinter diesem Mechanismus steckt, hat wiederum andere Ursachen. Ich will das jetzt nicht tiefer ausführen, sondern Ihnen an diesem Beispiel nur zeigen, wie solche Prozesse ablaufen können. Meine eigenen Kinder haben sich übrigens von meiner Angst nicht anstecken lassen.

Wenn Neugeborene ihre Welt erkunden, dann erleben sie sie zu einem beachtlichen Teil durch die „Augen" ihrer Bezugspersonen. Das sind in den meisten Fällen die Eltern, die quasi wie ein Spiegel wirken. Das Kind sendet ein Signal aus und erhält eine Reaktion. Zeigt dieser Spiegel ein Bild, das nicht adäquat zu dem ist, was das Kind aussendet, gerät das Kind schnell in Not. Beispielsweise lächelt das Kind, aber der Erwachsene, der vielleicht gerade mit seinen Gedanken ganz woanders ist, erwidert das Lächeln nicht, sondern schaut grimmig. Das wird den Säugling verunsichern, ohne dass er die Zusammenhänge erfassen kann. Trotzdem setzt sich die Erfahrung fest.

Von den Eltern nicht verstanden zu werden, bedeutet eine existenzielle Bedrohung. Und was sich so martialisch anhört, ist auch wirklich so gemeint – es geht im Erfahrungsraum des Kindes nicht selten um Leben und Tod. Darum sind Ratschläge wie: „Lass dein Kind ruhig schreien, das kräftigt die Lungen" oder Bücher, in denen dazu geraten wird, das Kind schreien zu lassen, damit es lernt durchzuschlafen, so fatal. Es versetzt einen Säugling in äußerste Not, wenn niemand auf sein Schreien reagiert und gleichzeitig entwickelt sich dadurch ein Programm, das dieser Mensch bis zu dem Punkt in sich tragen wird, an dem er sich mit dieser Angst auseinandersetzt und den Hintergrund erkennt.

Die Krux ist, dass sich solche Ängste selten in derselben Form zeigen. Vielleicht sind sie zunächst nicht einmal bewusst als Angst wahrnehmbar, sondern äußern sich zum Beispiel in einem zwanghaften Verhalten. Gefallen zu wollen, ist ein Beispiel dafür. Gefallen zu wollen und die damit verbundene Angst, in Situationen zu geraten, in denen uns das nicht gelingt. Dann stehen wir vielleicht vor einer Gruppe, sollen einen Vortrag halten und können gar nicht anders, als uns wie hypnotisiert auf den einen Menschen zu konzentrieren, der – warum auch immer – gelangweilt oder abfällig schaut. Wir spüren, wie wir beginnen zu schwitzen, wie die Gedanken in unserem Kopf rotieren. Wie wir versuchen, es genau dieser Person recht zu machen, ohne eigentlich genau zu wissen, wo das Problem liegt. Dahinter kann sich die Erfahrung verbergen, dass man so, wie man war, nicht anerkannt wurde. Vielleicht war der oder die Betreffende früher ein besonders lebhaftes Kind und wurde stets ermahnt, sich ruhig zu verhalten. Vielleicht musste er oder sie immer den Satz hören: „Was sollen denn bloß die Nachbarn denken?" Natürlich wird das kleine Kind sich anpassen. Es wird leiser, „lieber", in den Augen der Eltern umgänglicher werden, damit es von ihnen geliebt wird. Und schon beginnt das Dilemma, in dem so viele Menschen ein Leben lang feststecken. Aber wir werden dem auf den Grund gehen und uns anschauen, wie diese Automatismen durchbrochen werden können.

Angst und Erfahrung

Angst entsteht überwiegend durch Erfahrung. „Gebranntes Kind scheut das Feuer.", sagt der Volksmund und drückt damit aus, dass wir um etwas, das uns verletzt hat, gern mehr oder weniger ängstlich einen großen Bogen machen. Manchmal war der Lerneffekt vielleicht so groß, dass wir zu dem Schluss gekommen sind, dass wir die Situation zukünftig einfach meiden. Dann sind wir einen Schritt weiter und brauchen die Angst gar nicht mehr als Warnsignal. Jedenfalls nicht für diese spezielle Situation. Manchmal ist es aber so, dass sich die Konstellationen nicht umgehen lassen, wir also wieder und wieder gezwungen sind, uns ihnen auszusetzen. Bei Prüfungen zum Beispiel oder in der Liebe. Wer kennt nicht das mulmige Gefühl, wenn man sich nach einer verletzenden Erfahrung, auf ein neues Abenteuer einlässt? Und wem schlottern nicht die Knie, wenn der oder die Liebste sich nicht meldet und wir uns – ohne in dem Moment den Zusammenhang mit früheren Erfahrungen zu erkennen – vollkommen verlassen fühlen?

Angst hat viele Gesichter und die meisten von uns sind dem einen oder anderen Gesicht schon begegnet. Manchmal ist es so erschreckend, dass wir uns zurückziehen. Wer Panikattacken kennt, weiß, wovon ich spreche. Mich haben sie eiskalt erwischt, als ich in einem Lebensumbruch steckte. Ich bin in der ehemaligen DDR aufgewachsen, wollte das Land per Ausreiseantrag verlassen und wurde von offizieller Stelle über zweieinhalb Jahre daran gehindert. Ich war damals Anfang 20, meine Mutter hatte die DDR bereits verlassen, meinen Vater kannte ich nicht, mein Stiefvater hatte sich zurückgezogen. Das Gefühl, von allen verlassen zu sein, war unglaublich intensiv und trotzdem konnte ich es mir nicht erlauben. Ich musste funktionieren, denn das war der einzige Weg, den Behörden gegenüber standhaft zu bleiben. Nachdem ich am 9. Februar 1989, also exakt ein Dreivierteljahr vor dem Mauerfall, Ostberlin verlassen hatte, überwog natürlich in den ersten Wochen die Freude. Die posttraumatische Belastungsstörung, die ich zweifelsfrei hatte, äußerte sich erst später und zeigte sich unter anderem darin, dass ich nicht mehr U-Bahn fahren konnte, weil ich das Gefühl hatte, eingesperrt zu sein. Mir wurde regelrecht schlecht und ich hatte Panik davor, mich vor allen Leuten übergeben zu müssen. Wenn es ging, habe ich es vermieden, die Wohnung zu verlassen oder mit öffentlichen Verkehrsmitteln zu fahren. Meine Rettung war damals ein Fahrrad, mit dem ich durch die Stadt fuhr, bis sich die Angst beruhigte und schließlich ganz verschwand.

„Angst ist eines der zentralsten Gefühle des Menschen", sagte Professor Dr. med. Arno Deister, Past President der DGPPN (Deutsche Gesellschaft für Psychiatrie und Psychotherapie, Psychosomatik und Nervenheilkunde) in einem Interview (2019).

Das leuchtet ein, entsteht sie doch auch dadurch, dass Neues unser Gehirn grundsätzlich erst einmal vor Herausforderungen stellt und uns verunsichert. Und da Leben selten Stillstand bedeutet, sind wir von Geburt an mit Herausforderungen konfrontiert. Je nachdem, wie ich gelernt habe, darauf zu reagieren, gehe ich die Dinge an oder scheue eben auch wie ein Pferd vor dem Hindernis. Die Schalter für diese Reaktionen werden schon im Mutterleib installiert, manche sind sogar schon vorinstalliert, nämlich immer dann, wenn wir für bestimmte Handlungsmuster epigenetische Programme in uns tragen. Das macht das Ganze noch ein bisschen komplexer, denn nun geht es nicht mehr nur darum, zu schauen, ob eine Angst erlernt ist, sondern auch, ob wir sie nicht sogar schon mit auf diese Welt gebracht haben. Das hört sich vielleicht ein bisschen abgedreht an, aber mittlerweile ist die Forschung soweit vorgedrungen, dass sie nachweisen kann, dass die Art, wie wir auf Stress reagieren – und Angst ist nichts anderes als Stress – nicht zufällig, sondern in bestimmtem Maße in unser Erbgut geschrieben ist.

Erforscht haben das unter anderem Brian Dias und Kerry Ressler von der Emory University School of Medicine in Atlanta Sie konnten nachweisen, dass sich bei Mäusen die Erfahrungen der Großeltern bis zu den Enkeln übertrugen. Dazu hatten sie den Geruch von Acetophenon mit Elektroschocks gekoppelt, denen die Mäuse ausgesetzt waren. Später zuckten die Mäuse bereits, wenn sie nur den Geruch wahrnahmen. Dieses Verhalten übertrug sich aber nicht nur auf die direkten Nachfahren, sondern sogar auf die Enkel, obwohl beide Generationen nie diesem Versuch ausgesetzt waren. „Die Tatsache, dass diese Veränderungen auch bei In-vitro-Befruchtung, Überkreuz-Aufzucht und über zwei Generationen bestehen bleiben, deutet auf eine biologische Herkunft hin", schrieben Brian Dias und Kerry Ressler daraufhin in einem Fachartikel in der „Nature Neuroscience (2013)".

Phobien

Als Phobien werden Ängste bezeichnet, die sich auf spezielle Objekte wie Spinnen, Hunde, Schlangen beziehen, oder die durch Situationen wie ein Zahnarztbesuch, ein Vortrag, der gehalten werden muss oder durch die Aussicht, mit einem Flugzeug reisen zu müssen, ausgelöst werden. Das sind nur wenige Beispiele, die Liste von Dingen oder Situationen, vor denen Menschen Ängste entwickeln können, ist aber im Grunde unendlich. Phobien sind überwiegend erlernte Ängste, wobei Wissenschaftler davon ausgehen, dass vor allem Tierphobien in einigen Fällen auch das genetische Erbe unserer Vorfahren sind. Im Großen und Ganzen haben sie ihre Ursache allerdings nicht in einer körperlichen Besonderheit oder einem „Schaden", sondern in der Psyche. Eugen Drewermann, Theologe und Psychoanalytiker schreibt in *Wenn mir's nur gruselte! Von Angst und ihrer Bewältigung*: „Was spielt sich ab, wenn jemand schon beim Summen einer Fliege oder beim Anblick einer Spinne in Panik gerät? Vielleicht spukt ihm die Warnung im Kopf, Insekten seien Krankheitsüberträger, er fürchtet sich vor Schlafkrankheit oder Malaria; jedoch lebt er in Westeuropa, nicht in Afrika. Real ist seine Angst so gut wie unbegründet; sie ist symbolischer Natur und kommt aus seinem Inneren; die Wirklichkeit – in diesem Fall – ist harmlos, nicht aber die Bedeutung, die sie, als Bild gelesen, annimmt (Drewermann, 2018)."

Phobien spiegeln meiner Erfahrung nach oft eine tief sitzende innere Angst vor dem Tod und – das mag jetzt paradox klingen – noch mehr die Angst vor dem Leben wider. Denn der Tod ist nun mal Teil des Lebens. Oft sind, das führt Drewermann in seinem Zitat an, die Dinge, gegen die die Phobie sich wendet, von symbolischer Natur. Hier kann die Traumdeutung eines erfahrenen Therapeuten ein wichtiger Wegweiser sein. Spinnen zum Beispiel weisen auf unterdrückte Wünsche, sexuelle Bedürfnisse, auf nicht gelebte Kreativität, manchmal auch auf Mutter-Konflikte hin. Herauszufinden, was die eigentliche Bedeutung hinter der Phobie ist, kann ein Lösungsweg sein.

Wer unter Phobien leidet, wird sein Leben stets danach ausrichten, die angstauslösenden Situationen zu vermeiden. Allein das schränkt das Leben der Betroffenen ein. Gravierender ist allerdings, dass sie eigentlich immer „auf Sendung" sind, denn wie schon der Volksmund sagt, lauert die Gefahr überall. Damit herrscht im Körper Dauerstress, was sich nicht nur negativ auf das Immunsystem auswirkt, sondern auch eine extrem hohe psychische Belastung mit sich bringt. Viele Menschen, die unter Phobien leiden, entwickeln zusätzlich eine Depression. Schauen Sie sich das Wort Depression einmal genauer an. *De* bedeutet im Lateinischen *herab* oder *weg*, während *pression* Druck bezeichnet. Ohne zu tief in diese Thematik einzusteigen – für mich zeigt sich hier ein Mechanismus, der fast zwangsläufig ist, denn der Körper ist bemüht, zu regulieren, indem er die überschießende Reaktion (Angst und Stress) drosselt, also herunterdrückt. So logisch das klingt – für alle, die darunter leiden, ist es eine unglaubliche Lebenseinschränkung, man möchte fast sagen: die Hölle. Und nichts ist in diesem Zusammenhang schlimmer, als Unverständnis oder Zwang, der vielleicht noch hinter „gut zureden" versteckt wird. Ich sehe in diesem Zusammenhang auch die Konfrontationstherapie kritisch, denn im Grunde verfestigt sie das Muster im Gehirn unnötig. Warum das so ist, werde ich Ihnen noch erläutern.

Die tiefe Angst vor dem Tod

Ich möchte darauf noch ein bisschen ausführlicher eingehen, denn es ist mir persönlich ein großes Anliegen, dass Sie, liebe Leserin, lieber Leser, Verständnis für das entwickeln, was in Ihnen vorgeht. Mir sind im Laufe meiner Arbeit als Coach viele wunderbare, unglaublich starke Menschen begegnet, die ihr Potenzial nicht leben konnten, weil sie dem Leben nicht vertraut haben. Es fühlte sich an, als ob sie zwar geboren sind, ihr Leben auch irgendwie meisterten, aber unabhängig von ihren Erfahrungen trotzdem nicht wirklich in diesem Leben angekommen waren. Da ich das so oft erlebt habe, habe ich mich auf Spurensuche begeben und festgestellt, dass dahinter eine Angst steckt, die tiefer als alle anderen liegt und wirkt, und die für mich der Ausgangspunkt diverser Folgeängste ist. Die Rede ist von der Angst, die uns befällt, wenn wir gewahr werden, dass wir ein Wesen in dieser Welt sind, das sowohl absolut frei, als auch durch den Tod begrenzt ist. Das, obwohl von Milliarden anderen Menschen umgeben, trotzdem allein ist. Das im Grunde für den Planeten völlig bedeutungslos ist und doch im Verbund mit anderen so bedeutend sein kann. Es ist unsere pure Existenz, die uns ängstigen kann und die Ursache unter anderem für Glauben, Drogenmissbrauch, Suizide und diverse Ablenkungsmanöver, aber auch für Wissenschaft und steten Fortschritt mit all seinen Folgen ist.

Kaum etwas ist schmerzlicher und kann mehr verzweifeln, als das Wissen um unsere begrenzte menschliche Existenz in einem unendlichen Universum. Ebenso die damit einhergehenden Fragen, die sich um den Sinn des Ganzen drehen. Warum oder wozu lebe ich? Warum muss ich Leid erfahren und ertragen? Warum mich quälen? Macht das alles einen Sinn? Um der Angst vor dem Leben und Sterben zu begegnen, braucht es Vertrauen und Zuversicht. Ein Urvertrauen, das vielen von uns nicht mit auf den Weg gegeben wurde, dass man sich jedoch aneignen kann. Allerdings nicht in einem Wochenendseminar und auch nicht, indem man morgens ein paar positive Affirmationen vor sich hin murmelt. Glauben Sie mir, niemand ist frei von dieser Angst. Sie ist so menschlich wie unsere Bedürfnisse und wir können ihr begegnen, indem wir sie buchstäblich umarmen und anerkennen.

Mit Anerkennen meine ich allerdings keinen intellektuellen Akt. Ich kann mir natürlich sagen, dass ich sterben werde, ohne auch nur mit der Wimper zu zucken. Ich kann das ganz analytisch betrachten, ohne dass es dazu irgendein Gefühl gibt. Wenn ich mich allerdings auf einer tieferen Ebene damit auseinandersetze, Gefühle zulasse, mich der Erkenntnis öffne, dass mein Leben endlich ist, ich – bildhaft gesprochen – keinen zweiten Koffer habe, dann verändert sich etwas.

Vielleicht haben Sie sich schon mal gefragt, warum Menschen, die wissen, dass sie nicht mehr lange zu leben haben, oft so kraftvoll und fokussiert wirken. Ein wesentlicher Grund ist, dass sie den Tod als Teil ihres Lebens akzeptiert und damit dieser Angst „Lebewohl" gesagt haben. Sie brauchen sich nicht mehr vor ihr zu verstecken.

Interessanterweise erleben wir dieses Phänomen gerade in einer etwas gedämpften Form durch die Corona Pandemie. Auch wenn die Gefahr, an Covid-19 zu sterben, relativ gesehen, für jeden von uns gering ist, so ist der Tod durch die Bilder im Fernsehen und in den Medien doch näher an uns herangerückt. Das im Zusammenhang mit der Entschleunigung, den viele durch den Lockdown erleben, führt bei einigen Menschen dazu, dass sie ihr Leben in größerem Umfang als sonst reflektieren und überdenken. Plötzlich wird öffentlich über Ängste gesprochen, darüber, wie Corona uns verändert und welche Veränderungen wir vielleicht sogar dauerhaft in unseren Leben behalten wollen. Es gibt aber auch Menschen, die mit dieser Entschleunigung überhaupt nicht umgehen können, gerade weil sie auf sich selbst zurückgeworfen werden. Dann läuft der Fernseher in Dauerschleife, alles, was passiert, wird aufgesogen und die Ängste dadurch noch vergrößert.

Neben dieser sehr elementaren Angst um die eigene Existenz, das eigene Sein, gibt es „moderne" Ängste, die gesellschaftlich geprägt sind. In einer Leistungsgesellschaft, die eine schier unüberschaubar große Anzahl an Möglichkeiten bietet, sein Leben zu gestalten, hat die Angst, etwas zu verpassen, leichtes Spiel. Natürlich gibt es sie schon länger, im Grunde so lange, wie es uns Menschen gibt, denn hinter ihr verbirgt sich die Urangst, von der Gemeinschaft ausgeschlossen zu sein. Auch so ein evolutionäres Programm, das uns eigentlich schützen soll. Womit wir wieder beim Säbelzahntiger sind, der irgendwo lauert und einen Einzelnen natürlich viel effektiver angreifen kann, als eine Gruppe.

Dass es solche Gefahren heute nicht mehr gibt, spielt für unser Gehirn keine Rolle. Das Programm Angst hat sich als sinnvoll bewährt und somit springt es an, selbst wenn der Hintergrund „nur" der ist, dass uns jemand versehentlich aus der WhatsApp Gruppe entfernt hat.

Wir können also zunächst zusammenfassen:

- Angst ist ein zentrales Gefühl, das uns ein Leben lang begleitet. Vollkommen angstbefreit durch das Leben zu gehen, ist eine Illusion, die zwar gern in diversen Ratgebern verkauft wird, die aber völlig unrealistisch und auch nicht erstrebenswert ist.
- Angst ist ein guter Sparringspartner, der uns vor Gefahr warnt und uns unser Wachstumspotenzial zeigt. Angst dient dem Überleben.
- Angst hat viele Facetten und vor allem viele Ursachen. Ihnen auf den Grund zu gehen, statt die Angst zu negieren, ist ein lohnenswerter Weg, der uns als Menschen reifen lässt.

„Sich Sorgen zu machen, verhindert nicht, dass die schlechten Dinge passieren. Aber es verhindert, dass du die guten Dinge genießen kannst."
(Verfasser*in unbekannt)

Wie Angst entsteht

Wie schon im Absatz über die Phobien erwähnt, kann Angst genetisch bedingt sein. So gibt es ein Gen, das offensichtlich eine wesentliche Rolle bei Angsterkrankungen und Angststörungen spielt. Das haben Forscher um die Psychiaterin Prof. Katharina Domschke vom Universitätsklinikum Münster herausgefunden. Auch verschiedene Mutationen dieser Genvariante erhöhen das Risiko, an einer Angststörung zu leiden. Aber wie so oft im Leben ist das nur eine Seite der Medaille. Denn Gene werden, wie man heute weiß, durch Epigene, die auch über Generationen weitergegeben werden können, „an- oder ausgeschaltet" (2011).

Durch diese epigenetischen Mechanismen wird zum Beispiel die Proteinproduktion in manchen Zellen gesteuert. Das Wissen über die Epigenetik hat mit einem lang geglaubten Mythos aufgeräumt, nämlich mit dem, dass unser Organismus entsprechend unserem jeweiligen Erbgut unveränderbar ist. Wer also das Gen „Brustkrebs" besitzt, um es mal ganz vereinfacht zu sagen, muss überhaupt keinen Brustkrebs bekommen. Niemand kann vorhersagen, ob dieses Gen jemals aktiviert wird. Es gibt lediglich einen erhöhten Wahrscheinlichkeitsfaktor.

Wir wissen heute, dass es Parameter gibt, die Vorschub leisten, dass zum Beispiel Umwelteinflüsse über die Mechanismen der Epigenetik unsere Gene beeinflussen. Wir wissen aber auch, dass es eben nicht in Stein gemeißelt ist, dass Sie, bloß weil es eine Disposition zu Angststörungen in Ihrer Familie gibt, auch genau aus diesem Grund davon betroffen sind. Selbst die Wissenschaftler*innen sind sich bis heute nicht einig darüber, wie Angst wirklich entsteht. Es gibt allerdings verschiedene Ansätze der Erklärung, die zusammengenommen, ein ziemlich klares Bild ergeben.

Bei der Frage, wie Angst entsteht, muss ich immer an den Komiker Otto Waalkes denken. Wenn Sie noch jung sind, sagt der Name Ihnen vielleicht nicht viel, aber in meiner Generation 50+ gibt es wohl kaum jemanden, der sich nicht an seinen herrlichen Sketch *Das Wunder des Ärgerns* erinnern kann, in dem er die Kommunikation zwischen unserem Gehirn, den Organen und der Muskulatur in seiner unnachahmlichen Art auf die Schippe genommen hat. Was im Sketch rund drei Minuten dauert, läuft in Wahrheit so schnell ab, dass wir den Prozess als solches mit unseren Sinnesorganen gar nicht erfassen könnten. Also verlangsamen wir ihn doch mal und schauen uns an, was eigentlich passiert.

Die Reiz-Reaktion verstehen

Wir sehen, riechen, fühlen (über die Haut), hören oder schmecken etwas. Es gibt also einen Reiz. Das ist zunächst mal nichts Außergewöhnliches. Überlegen Sie mal, wie vielen Reizen wir tagtäglich ausgesetzt sind, ohne dass sie eine nennenswerte Körperreaktion auslösen. Die meisten Reize sind uns vertraut, unser Gehirn kann sie einordnen, eine große Anzahl wird sogar gefiltert – wir nehmen sie also nicht einmal bewusst wahr. Das ist übrigens enorm wichtig, ansonsten würden wir schon allein aufgrund der Fülle an Reizen, die auf uns einströmen, wahnsinnig werden.

Hier zeigt sich aber schon, wie es möglich ist, dass wir je nach Prägung ganz unterschiedliche Dinge wahrnehmen. Gehen sie einfach davon aus, dass das, was Sie sehen, hören, riechen, schmecken und fühlen, nur ein ganz kleiner Bruchteil von dem ist, was Sie umgibt. Sie treffen, ohne dass Sie das merken, eine Auswahl. Die ist aber nicht zufällig, sondern richtet sich daran aus, was sie gelernt haben und worauf Sie fokussiert sind. Es gibt also eine spezielle und ganz individuelle Gefühlslage, auf die der Reiz trifft.

Sie kennen bestimmt das folgende Phänomen: Sie unterhalten sich mit jemandem darüber, dass Sie planen, sich ein rotes Auto einer bestimmten Marke zu kaufen. Bevor Sie sich mit diesem Thema befasst haben, ist Ihnen nie aufgefallen, wie viele dieser roten Autos durch die Stadt fahren. Seit sie aber Ihren Fokus darauf gerichtet haben, sehen Sie diese Autos faktisch an jeder Ecke. Schwangeren Frauen geht es übrigens ähnlich. Sobald sich der eigene Bauch beginnt zu wölben, hat man das Gefühl, von schwangeren Frauen umgeben zu sein. In diesen Beispielen wird der Fokus auf etwas ausgerichtet und schon verschiebt sich auch die Wahrnehmung.

Das nur als kleiner Exkurs, welcher uns anschließend beim Verstehen der Angst weiterhelfen wird.

Kehren wir zurück zu den Reizen: Jene, die wir wahrnehmen und kennen, werden „einsortiert" und lösen vielleicht eine Reaktion, sprich eine Handlung aus. Vielleicht ignorieren wir sie aber auch einfach. Auf jeden Fall verstärkt die Beantwortung eines vertrauten, beziehungsweise bekannten Reizes diejenigen Bahnen im Gehirn, die wir schon immer für die Beantwortung des Reizes benutzt haben. Hier greift noch einmal das Bild von dem Trampelpfad durch die Wiese. Je öfter wir ihn gehen, desto fester wird der Boden unter den Füßen. Der Pfad wird auch breiter, das Gras und die Blumen wachsen nicht mehr. Dafür bewegen wir uns sicherer und schneller auf diesem Weg.

Für das Auslösen einer Angstreaktion gibt es nun mehrere Szenarien, die wir uns im Folgenden einzeln anschauen.

Variante 1 – das Unbekannte

Es gibt einen Reiz, der Ihnen unbekannt ist, das bedeutet, Sie hatten in Ihrem Leben noch nie die Gelegenheit, auf so eine Situation zu reagieren und in Ihrem Gehirn existiert keine Blaupause für diesen Reiz. Es gibt nichts, worauf sie zurückgreifen können. In Ihrem Gehirn sieht es, symbolisch gesprochen, in dem Moment aus, wie auf meinem Schreibtisch: Es herrscht das absolute Chaos. Alles ist in Aufregung versetzt, hektisch wird nach einer Lösung gesucht, alle Schubladen werden aufgezogen, alle Erinnerungen werden durchwühlt. Lässt sich nichts finden, schlägt das Gehirn Alarm, denn schließlich wäre es ja möglich, dass sich hinter diesem unbekannten Reiz eine Gefahr verbirgt. Blitzschnell werden alle Systeme in Bereitschaft versetzt: Hormone werden ausgeschüttet, Nerven aktiviert, Blutströme gelenkt und vieles mehr. Was dann passiert, ist Ihnen sicher vertraut, sonst würden Sie das Buch ja nicht lesen. Es kommt zu den bekannten Angstreaktionen.

Variante 2 – das Ungelöste

Wieder beginnt alles mit einem Reiz. Nur ist es diesmal ein bekannter, für den Sie allerdings noch keine Lösung gefunden haben. Es gibt also in Ihrem Gehirn auch für diesen Reiz noch keinen Automatismus, außer den der Angst. Sie sind also nicht zum ersten Mal in dieser Situation und trotzdem geraten Sie in Panik. Die Reaktion erfolgt vollkommen unabhängig davon, ob es sich um ein tatsächlich stattfindendes Geschehen handelt oder ob Sie sich das Ganze nur einbilden – sozusagen heraufbeschwören. Ich hatte es bereits an anderer Stelle erwähnt, dass unser Gehirn da keinen Unterschied macht. Die Reaktion ist dieselbe und verläuft wie unter Variante 1 beschrieben. Unter diese Kategorie fallen zum Beispiel Phobien.

Variante 3 – der unbewusste Trigger

Hierbei handelt es sich um eine Abwandlung der Variante zwei. Quasi eine Variante innerhalb der Variante und auch hier gehören Phobien dazu. Das Programm in dieser Variante läuft wie folgt ab: Sie kennen den Reiz, es ist Ihnen aber nicht bewusst, weil das erste Mal, als sie ihn erlebt haben, so weit zurückliegt, dass Sie sich nicht daran erinnern können. Das bedeutet allerdings nicht, dass Ihr Gehirn (bzw. Ihr Unbewusstes) es auch vergessen hat. Nehmen wir noch einmal das Beispiel mit dem Säugling, der vergeblich nach seiner Mutter schreit. Die existenzielle Not und die damit verbundene Angstreaktion hat sich wie eine Signatur eingeprägt. Man nennt das auch „Embodiment".

Vielleicht lautet das Programm: Wenn ich allein bin, muss ich sterben. Schließlich weiß ja der Säugling nicht, dass die Mutter vermutlich nur ins Nebenzimmer gegangen ist, um zu telefonieren. Von außen betrachtet, wäre das natürlich kein Grund, in Panik zu geraten. Für den Säugling sieht das aber anders aus. Später können Situationen, in der sich dieser Mensch alleingelassen fühlt, dieselbe Stress-/Angstreaktion auslösen.

„Die Betroffenen gehen zum Beispiel durch die Stadt, fühlen sich auf einmal eingeengt und müssen sich plötzlich hinsetzen, weil ihnen übel geworden ist. Wenn man sie fragt: „Was hast Du?", dann können sie nicht antworten, weil sie sich bewusst an nichts Konkretes erinnern können. Doch die Enge in der Stadt hat ihren Körper möglicherweise an die Enge in der Kinderzeit erinnert, als die Gewalt passierte (Voss, 2020)."

Variante 4 – das ausgemalte Horror-Szenario

Diese Variante verdeutlicht die hohe Einbildungskraft unseres Gehirns. Hier ist das auslösende Moment auch ein Reiz, aber einer, der lediglich auf Erzählungen oder Bildern basiert. Während ich dieses Kapitel schreibe (April 2020), breitet sich das Coronavirus nach wie vor weiter aus. Es hat mittlerweile weltweit über 200.000 Menschenleben gefordert, die Behörden arbeiten mit Hochdruck an Lösungen, immer noch sind ganze Städte komplett abgeriegelt und auch in Deutschland werden alle Großveranstaltungen, wie der Berlin Marathon im Herbst abgesagt, die Schulen nur schrittweise geöffnet. Zweifelsfrei ist die Entwicklung nach wie vor beunruhigend, aber rechtfertigt sie Hamsterkäufe? Wird uns in diesem Land das Essen ausgehen? Ist die Entwicklung die Legitimation dafür, aus Krankenhäusern Atemmasken und Desinfektionsmittel zu stehlen? Nein. Es ist lediglich ein Zeichen dafür, wie durch Falschinformationen und reißerische Berichterstattungen archaische Ängste geschürt werden können. Es gibt eben genug Menschen, bei denen das auf fruchtbaren Boden fällt und zu irrationalen Handlungen führt. Dabei kommt ein interessanter Sachverhalt zum Tragen, den der Psychoanalytiker und Kinder- und Jugendpsychotherapeut Dr. Hans Hopf in einem Facebook-Post, wie folgt beschreibt:

„Ich war vor einigen Tagen zur Untersuchung im Krankenhaus. Als ich mir die Hände wusch, stellte ich fest, dass alle Behälter mit Desinfektionsmitteln herausgerissen worden waren. Am Gang las ich eine Nachricht, dass die Behälter nicht mehr ersetzt würden, weil sie sofort wieder entwendet worden seien. In einem Krankenhaus zu verhindern, dass desinfiziert werden kann, ist ein rücksichtsloses Verbrechen. Regale mit Nudeln und anderen Lebensmitteln wurden leergekauft, die Hamsterkäufe erinnerten mich an schreckliche Nachkriegszeiten.

Berge von Toilettenpapier wurden beschafft, neben Seife und mannigfaltigen Pflegeartikeln. Desinfektion und Händewaschen wurden zentrale Themen. In sozialen Medien wurde diskutiert, wie oft man sich waschen und duschen sollte und dass viele Menschen ihre Hygiene sträflich vernachlässigen würden.

Das Coronavirus muss sehr ernst genommen werden, und jeder sollte wissen, wie er sich zu solchen Ausnahmezeiten medizinisch und zwischenmenschlich korrekt verhält. Doch geht es hier nicht um reale Ängste, die vor realen Gefahren warnen, sondern es sind irrationale Ängste, welche die Gestalt von Paniken annehmen. Solche Ängste wecken in vielen Menschen orale Bedürfnisse, die gestillt werden wollen. Anhäufen von Nahrungsmitteln schafft ein Gefühl von vermeintlicher Geborgenheit und Sicherheit. Wer beispielsweise als Kind Armut und Mangel erlebt hat, bei dem werden anlässlich irrationaler Bedrohungen noch leichter orale Impulse getriggert. Doch ist es eine vermeintliche Sicherheit, auch viele Liter von Desinfektionsmitteln hindern nicht an möglicher Infektion.

Irrationale Ängste sind in unseren Lebensgeschichten eingegraben. Vor dem Hintergrund von realer Bedrohung können immer Regressionen ins Anale und Orale beobachtet werden. Auch findet ein Rückfall in frühe seelische Zeiten mit magischem Denken, mit Verfolgungsängsten samt Neid und Gier statt (Hopf, 2020)."

Ähnlich verhält es sich übrigens mit der Angst davor, Opfer eines Raubüberfalls oder einer anderen Attacke zu werden. „Man kann sich ja heutzutage gar nicht mehr auf die Straße trauen", hört oder liest man gerade in den sozialen Medien häufig. Gleiches gilt für die Angst vor einem Terroranschlag. Auch hier schlagen die Angstwellen hoch, sobald etwas passiert. Ich will überhaupt nicht behaupten, dass das in einem bestimmten Rahmen nicht nachvollziehbar ist. Aber es ist eben auch im Verhältnis zu anderen Bedrohungen, denen wir ausgesetzt sind, im klassischen Sinne überreagiert. Tatsache ist nämlich, dass die Kriminalitätsrate rückläufig ist, die Wahrscheinlichkeit, Opfer eines solchen Angriffs zu werden, also auch. Und tatsächlich ist die Wahrscheinlichkeit, an einer Fischgräte zu ersticken, vom Blitz getroffen zu werden oder an einer normalen Grippe zu sterben, deutlich höher, als Opfer eines Terroranschlags zu werden.

Der Komiker Hagen Rether hat das 2015 in seinem Programm *Liebe* so formuliert: „Sie haben Angst vor dem Islam? In Deutschland sterben jedes Jahr 70.000 Menschen an den Folgen von Alkohol. Haben Sie Angst vor Riesling?" Was gegen diese Art der Angst helfen könnte, wäre Wissen.

Die Krux ist allerdings, dass es gerade die Angst ist, die uns so verschlossen macht, sodass wir nicht in der Lage oder bereit dazu sind, Wissen, das nicht den eigenen Überzeugungen entspricht, aufzunehmen. Darum ist es so schwer, gegen irrationale Ängste zu argumentieren.

Variante 5 – die gefühlte Bedrohung

Manchmal sind die Ängste auch gar nicht so konkret, sondern zeigen sich als allgemeine Angst vor der Zukunft. Wir sprechen dann von einer generalisierten Angststörung, die sich dadurch äußert, dass die Betroffenen ihren Sorgen und Ängsten, gewissermaßen schutzlos ausgeliefert sind. Wie ein Karussell drehen sich die Gedanken im Kopf und steigern sich zu Bedrohungsszenarien.

Es gibt auch von dieser Variante noch eine andere Version. Sie ergibt sich aus der Tatsache, dass wir uns im Laufe unseres Lebens ein Denkgerüst bauen. Wir glauben zu wissen, wie die Welt funktioniert, wie sie aufgebaut ist, was passiert, wenn A nach B geschoben oder C nach E versetzt wird. Und dann passiert plötzlich etwas, das dieses Weltbild erschüttert.

Professor Dr. Gerald Hüther beschreibt das in seinem Buch *Biologie der Angst* so: „Noch eine andere Fähigkeit unterscheidet uns von den Affen und anderen Tieren. Aus all den Erfahrungen, die wir im Leben machen und von denen uns andere Menschen berichten, entstehen in unserem Gehirn Vorstellungen darüber, wie nicht nur wir, sondern wie auch die Welt um uns herum sein sollte, wie sie geworden ist, was sie ist, und was aus ihr und aus uns werden wird, wenn wir sie verlassen haben.

Es sind Ideen und Hypothesen, deren Gültigkeit keiner überprüfen kann, an denen wir jedoch, so gut es geht, festhalten, an die wir glauben. Jede

Erschütterung dieser Vorstellung durch das, was wir täglich erleben, bedeutet eine Bedrohung und wird, ganz so, als ob uns jemand seinen Revolver in den Nacken drückte, zum Auslöser einer unkontrollierten Stressreaktion (Hüther, 2016)."

Was all diese Beispiele eint, ist die Tatsache, dass es sich dabei um eine gefühlte Bedrohung handelt. Die Reaktionen, die im Körper in unterschiedlichen Graduierungen ausgelöst werden, stehen allerdings denen der echten Bedrohung in nichts nach.

Variante 6 – Angst durch das Verdrängen unserer Grundgefühle

Wie an anderer Stelle bereits erwähnt, steuert kein Gefühl unser Leben so sehr wie die Angst. Dabei haben wir noch vier andere Grundgefühle: Freude, Traurigkeit, Wut und Scham. Erstaunlicherweise können alle diese vier Grundgefühle Angst auslösen. Freude zum Beispiel kann uns ängstigen. Ich hatte lange Zeit immer, wenn ich glücklich und freudig erregt war, die Angst, dass ich das nicht verdiene und dass mit Sicherheit gleich etwas passiert, was mir diese Freude nehmen wird. So habe ich mich selbst aus der Freude in die Angst geschickt. Das ging manchmal so weit, dass ich mir überhaupt nicht mehr erlaubt habe, Freude zu fühlen.

Traurigkeit wurde vielen von uns mit den Sätzen: „Hab dich nicht so!", oder „Ein Indianer kennt keinen Schmerz!" aberzogen. Die Folge ist, dass wir Traurigkeit verdrängen. Ein Grundgefühl lässt sich aber nicht verdrängen, sondern kommt in einer anderen Gestalt wieder an die Oberfläche. In diesem Fall vielleicht als Angst vor Verlust, Angst vor dem Tod, Angst vor dem Alleinsein. Ebenso ist es mit der Wut und der Scham. Da wir in einer Gesellschaft leben, in der solche Gefühle selten erwünscht sind, weil sie eben nicht in unser Bild passen, das zum Beispiel in den sozialen Medien gern gezeigt wird, verdrängen wir Wut und Scham. Aber auch das gelingt eben nicht und so haben wir Angst zu versagen, Angst davor, nicht genug zu sein, Angst zu scheitern. Und auch in diesem Fall übernimmt die Angst zunächst erst einmal eine Schutzfunktion.

Wahrscheinlich war es irgendwann mal „falsch" Gefühle zu zeigen. Vielleicht wurde man für seine Wut bestraft oder wegen seiner Traurigkeit ausgelacht. Oder andere haben neidisch oder abwertend auf unsere Freude reagiert. Und schon ist die Falle zugeschnappt und der Körper schützt uns durch Angst davor, noch einmal in so eine fatale Situation zu geraten.

Wie Angst durch traumatische Erfahrungen entsteht

Dasselbe passiert auch, wenn wir durch ein Trauma, sprich eine für uns extrem belastende Situation, Erinnerungen und Gefühle abspalten. Diese Dissoziation – so der Fachbegriff – ist ebenso ein wichtiger Schutzmechanismus, wie die Angst selbst. Das belastende Erlebnis wird mit all seinen Erinnerungen und damit verbundenen negativen Emotionen abgespalten, das bedeutet, wir können uns weder an das Erlebnis, noch an das dazugehörige Gefühl bewusst erinnern.

Wenn wir das Wort „Trauma" hören und lesen, dann denken wir meist an ganz fürchterliche Ereignisse, die Menschen widerfahren können. Dabei ist der Begriff nicht an das Ausmaß einer persönlichen Katastrophe gebunden. Wir empfinden Situationen ganz unterschiedlich und was bei dem einen ein Trauma auslöst, berührt einen anderen vielleicht nur minimal. Erinnern Sie sich an die indianische Weisheit mit den Mokassins: Es steht uns nicht zu, darüber zu urteilen, wie jemand eine krisenhafte Situation aufnimmt und bewältigt, weil wir nicht beurteilen können, wie die äußere und innere Welt dieses Menschen tatsächlich ist.

Ein Trauma kann schon durch einen unangenehmen Krankenhausaufenthalt, eine Trennung oder einen Wohnortswechsel ausgelöst werden, weil von einem auf den anderen Tag soziale Bindungen unterbrochen werden. Trifft der Wohnortwechsel einen Jugendlichen, für den soziale Bindungen das A und O sind, weil er sich über seine Clique oder die Peergroup, wie man moderner sagt, definiert, dann kann das tief greifende Folgen für den jungen Menschen haben. Wenn es ihm nicht möglich ist, einen Kanal für die Wut, die Traurigkeit und die Verzweiflung zu finden, dann werden diese Gefühle abgespalten. Sie dürfen einfach nicht gefühlt werden. Sie sind wie die Büchse der Pandora, die nicht mehr geöffnet werden darf, weil der oder die Betroffene Angst hat, dass ihn oder sie diese Gefühle buchstäblich überrollen. Dass sie so mächtig sind, dass sie vielleicht sogar Schaden anrichten. Wenn zum Beispiel ein Jugendlicher aus seinem Umfeld gerissen wird, dann kann die Verzweiflung darüber ein absolut traumatischer Einschnitt sein, der sich später in Form einer Angststörung zeigen kann. Vielleicht wird diese zunächst verdrängt und als solche nicht wahrgenommen. Philip Schlaffer, der in seinem Buch *Hass. Macht. Gewalt. Ein Ex-Nazi und Rotlicht-Rocker packt aus* beschreibt sehr eindringlich, wie er die Gefühle, die mit zwei Umzügen – von Deutschland nach England und zurück – als 10- und 13-Jähriger verdrängen musste, um nicht unterzugehen. Er hat sich radikalisiert, sich „hart" gemacht, seine Gefühle und seine Angst abgetötet. Bei ihm mündete diese Phase nicht in einer Angststörung, sondern endete im Gefängnis (Schlaffer, 2020).

Ich persönlich habe – ausgelöst durch die Vaterentbehrung beziehungsweise die Tatsache, dass mein Vater einfach gegangen ist und jeden Kontakt verweigert hat, und die Emotionen, die damit verbunden waren, bis heute Angst davor, Menschen, die mir etwas bedeuten, zu verlieren. Das hatte und hat zeitweise schon panische Züge. Heute zeigt es sich darin, dass meine Kinder, wenn sie verreisen, mir immer Bescheid geben müssen, ob sie gut angekommen sind. Höre ich nichts, rattert es in meinem Gehirn los. Bin ich zunächst nur unruhig, steigert sich das nach einer Weile, wenn ich niemanden erreiche. Dann gehe ich im Geiste die Strecke durch, überlege mir, in welchen Krankenhäusern ich anrufen könnte, um nachzufragen. Als meine Tochter vor einiger Zeit mit ihrem Freund einen Wochenendtrip unternommen hat, sie auf der Rückfahrt einen ungeplanten Abstecher eingelegt haben und ihre Handys ausgeschaltet hatten, war die Angst, dass ihnen etwas passiert ist, so groß, dass ich fast eine Veranstaltung abgesagt hätte, die am Abend stattfand. Ich war völlig aufgelöst, bis nach ein paar Stunden eine Nachricht kam und mein System sich wieder beruhigen konnte.

Eine Klientin, die mich vor einigen Jahren aufgesucht hatte, träumte von einer Beziehung, hatte aber gleichzeitig Angst davor, sich auf eine Partnerschaft einzulassen. Ihr Vater hatte die Familie verlassen, als sie noch ein Säugling war und obwohl die Mutter nie schlecht von ihm sprach, hatte sich in ihr der Glaube verfestigt, dass Männer nicht zuverlässig sind, dass sie fremdgehen und Frauen sitzenlassen. Sie selbst bestritt anfangs, dass sie so dachte und dass sie ihre Traurigkeit und die Scham über den Vaterverlust (Kinder projizieren das häufig als Schuld auf sich selbst) unbewusst als Ablehnungsverhalten verpackte. Aber nach mehreren Stunden konnte sie es erkennen, konnte den Verlust betrauern, die Verantwortung an den Vater zurückgeben und sich für eine Partnerschaft öffnen.

Ob uns das passt oder nicht – Gefühle wollen gefühlt werden. Unterdrückte Gefühle sind wie ein U-Boot, das unter dem Wasser Schaden anrichtet, indem es das wunderbar bunte und lebendige Korallenriff zerstört, das hier sinnbildlich für unsere ganz eigene Gefühlsvielfalt stehen soll. Wenn Sie unter Angststörungen leiden, dann können Sie davon ausgehen, dass es in Ihnen wahrscheinlich einen Bereich gibt, der aussieht wie ein bleiches Korallenriff und der darauf wartet, wiederbelebt zu werden. Und das ist die gute Nachricht, die darin verborgen ist: Die Fülle ist noch da. Das Potenzial ist nicht verloren. Wir müssen es nur wieder aktivieren.

Zusammenfassend lässt sich sagen, dass die Angst zwar unterschiedliche Gesichter, aber im Grunde nur eine Handvoll Auslöser hat. Ich finde es immer wieder faszinierend, dass – so unterschiedlich wir auch alle sein mögen – es am Ende eine Essenz gibt, die uns alle verbindet. Denn gräbt man sich bis zum Kern durch, stößt man darauf, dass wir Menschen nicht dafür gemacht sind, allein zu sein. Wir brauchen Beziehungen, wir brauchen Anschluss, wir sind auf Interaktionen angewiesen. Wir möchten uns mitteilen, wir möchten fühlen und wir möchten beachtet, bestätigt und geliebt werden, und zwar so, wie wir sind – also bedingungslos. Alles, was uns davon abhält, alles, was uns daran hindert, kann dazu führen, dass wir Ängste oder eine Angststörung entwickeln.

> *„Den größten Fehler, den man im Leben machen kann, ist, immer Angst*
> *zu haben, einen Fehler zu machen."*
> *(Dietrich Bonhoeffer)*

Stoffe, die Angst auslösen oder verstärken

Als wäre das alles nicht schon genug, gibt es noch einige Stoffe, Substanzen und Verhaltensweisen, die die Angst verstärken. Manche wirken wie ein Vergrößerungsglas, andere unterdrücken vielleicht zunächst die Angst, lenken sie aber eigentlich nur in andere Kanäle, was das Problem nicht löst, sondern meist verstärkt. Im Folgenden möchte ich auf die wichtigsten Stoffe eingehen, um deutlich zu machen, dass Angst auch durch bestimmte Stoffe entstehen oder verstärkt werden kann.

Der Teufel Alkohol

Alkohol wird gern benutzt, um die eigene Angst zu überdecken. Für mich war es lange Zeit völlig unvorstellbar, auf eine Party zu gehen, ohne sofort einen Drink zu nehmen. Zu groß war die Angst, nicht zu gefallen, nicht locker genug und nicht angepasst genug zu sein. Mit Alkohol im Blut habe ich mich sicherer und eloquenter gefühlt. Manchmal (das habe ich aber erst viel später erkannt) war es auch die Angst davor, mir einzugestehen, dass ich die Party und das Umfeld an sich völlig schräg fand, die mich zum Glas greifen ließ. Ich habe mir buchstäblich den Abend schön getrunken oder, das Trinken so verstanden, wie Herbert Grönemeyer es singt: „Alkohol ist dein Fallschirm und dein Rettungsboot".

Natürlich kann ein bisschen Alkohol helfen, die Selbstzweifel, die jeden von uns dann und wann mal plagen, zur Seite zu schieben. Man fühlt sich lockerer, steht nicht verschüchtert in der Ecke und traut sich insgesamt ein bisschen mehr zu. Das muss nicht schlecht sein, wird es aber in dem Moment, wenn ich den Alkohol als Begleiter brauche, um überhaupt am Leben teilzunehmen.

Manchmal hilft Alkohol auch, dass sich ewig drehende Gedankenkarussell zu unterbrechen. Im Rausch kommt uns vielleicht ein grandioser Gedanke, der ein Problem löst, was uns schon ewig beschäftigt hat. Oder wir sind insgesamt kreativer – schließlich ist ja belegt, dass viele Schriftsteller*innen, Maler*innen oder Schauspieler*innen erst ab einem bestimmten Pegel in der Lage waren oder sind, ihr kreatives Potenzial auszuschöpfen. Das liegt – wie an anderer Stelle erwähnt – daran, dass Angst blockiert. Die Schriftstellerin und Drehbuchautorin Julia Cameron beschreibt das in ihrem Buch *Der Weg des Künstlers* wie folgt: „Ich hatte niemals geglaubt, dass Trinken mich zu einer Schriftstellerin machen würde, aber plötzlich dachte ich, dass nicht zu trinken mich davon abhalten könnte, eine zu sein. In meinem Kopf gehörten Trinken und Schreiben zusammen wie Scotch und Soda. Für mich bestand der besondere Trick immer darin, über die Angst hinwegzukommen und etwas zu Papier zu bringen. Ich spielte damit, gegen die Zeit zu arbeiten, indem ich versuchte zu schreiben, bevor der Alkohol mich wie Nebel umhüllte und das Fenster meiner Kreativität wieder blockiert war (Cameron, 2000)."

Man kann also davon ausgehen, dass viele Menschen, die unter Ängsten leiden, Alkohol nutzen, um diese kurzfristig beiseitezuschieben. Leider eben nur kurzfristig, denn das böse Erwachen folgt spätestens am nächsten Tag, wenn der Kater im Kopf dröhnt, das schlechte Gewissen nagt, Scham aufsteigt und die Ängste mit verstärkter Kraft zurückkehren. Das kann zu einem Teufelskreis führen, der nie die Angst beseitigt, sondern in einer Sucht endet, weil man das Gefühl, wenigstens für ein paar Stunden angstfrei zu sein, immer wieder haben will. Das Problem ist, dass der Körper immer mehr von der Droge braucht, um diesen Zustand zu erreichen. So werden aus einem Glas schnell drei und irgendwann ist der Absturz vorprogrammiert.

Dazu kommt, dass man die Nächte nach dem Alkoholgenuss selten durchschläft. Es ist ein Irrglaube, dass Alkohol einen selig schlummern lässt. Das Gegenteil ist der Fall. Meist wird man mit Herzklopfen wach, wenn die Wirkung des Alkohols nachlässt. Das kann sich wie Angst anfühlen, was natürlich sofort die Alarmglocken des Körpers läuten lässt. So wird die Angst verstärkt, wir liegen wach und statt unseren Rausch auszuschlafen, wälzen wir wieder Gedanken hin und her.

Die meisten Menschen ziehen sich nach dem Rausch zurück, gehen nicht mehr raus, reduzieren die Kontakte, weil sie sich für ihr Verhalten schämen oder weil die Nachwirkungen des Alkohols noch zu stark sind. Manche gehen auch nicht mehr zur Arbeit, sodass am Ende das ganze Leben aus den Fugen geraten kann.

Erinnern Sie sich an das Bild mit dem Drachen und daran, dass er uns den Garaus machen kann? Hier ist so eine Schnittstelle. Die Gefahr, dass aus einer Angststörung ein ernsthaftes Alkoholproblem wird, ist leider recht groß. Das liegt natürlich auch daran, dass Alkohol in Deutschland als „Kulturgut" gilt, dass er leicht und jederzeit zu besorgen ist und dass man seine Sucht und seine Ängste unter dem Mantel der gesellschaftlichen Akzeptanz gut verbergen kann. Es ist ja eher so, dass man zum Außenseiter wird, wenn man nicht trinkt. Das macht es zusätzlich schwierig, aus diesem Teufelskreis von Trinken, Reue, Scham, Mangel und Angst herauszutreten.

Droge Nikotin

Dazuzugehören, Mitglied einer Gemeinschaft zu sein, das kennen wir aber nicht nur vom Alkohol. Auch Zigaretten erfüllen dieses Bedürfnis. Zum Beispiel, wenn wir in der Gruppe vor dem Lokal stehen und uns gemeinsam mit anderen darüber echauffieren können, als Raucher*in an den Rand gedrängt zu werden. In diesem Moment fühlen wir uns zugehörig. Überhaupt wird der erste Zug meist überhaupt nur gemacht, um anderen zu gefallen oder um cool zu wirken. Später dann hilft das Rauchen angeblich dabei, zu entspannen. Dass das ein Ammenmärchen ist, zeigt der Blick auf die Reaktionen unseres Körpers, wenn der Rauch die Lungenbläschen erreicht. Das Einzige, das befriedigt wird, ist unser Suchtgefühl. Daher die Entspannung. Darüber hinaus bedeutet jeder weitere Zug Stress für unser gesamtes System. Und nicht nur das. Mittlerweile ist wissenschaftlich belegt, dass es einen Zusammenhang zwischen Nikotinabhängigkeit und Depressionen gibt.

Angststörungen, Panikattacken oder Phobien – vor allem dann, wenn sie chronisch werden – gehen oft mit Depressionen einher. Man spricht in diesem Fall von einer gemischten Angststörung. Ebenso kann die Depression aber auch Auslöser der Angststörung sein. Viele Raucher greifen nach der Zigarette, um der Depression zu entkommen, dabei verstärkt das Nikotin die Depression, während die Depression gleichzeitig das Verlangen nach Nikotin erhöht. Laut einer Studie von Forschern der Universität Birmingham wirkt sich eine Rauchentwöhnung auf jeden Fall positiv auf die Psyche aus (Taylor, G. und Aveyard, P. 2014). Fakt ist, dass die Zahl der Raucher unter Depressionskranken deutlich höher ist, als unter Menschen, die nicht depressiv sind. Zudem rauchen depressive Menschen deutlich mehr Zigaretten am Tag. Wie auch beim Alkohol vermischen sich hier körperliche Suchtsymptome mit psychischen, was den Ausstieg aus dem Suchtkreis erschwert.

Andere Stoffe, die unser Angstverhalten beeinflussen

Nicht ganz so extrem in seinen Auswirkungen, aber trotzdem beachtenswert bei Angststörungen, ist übermäßiger Kaffeekonsum. Viele Menschen haben gar nicht auf dem Schirm, dass Kaffee ebenso wie Alkohol oder Zigaretten eine Droge ist, die sich auf unseren Körper und die Psyche auswirkt. Das weiß allerdings jeder, der mal ein paar Tage auf Kaffee verzichtet hat – meist geht das mit ziemlich deutlichen Kopfschmerzen und Entzugsgefühlen einher. Trotzdem zählt Kaffee zu den Lieblingsgetränken der Deutschen.

In einer Untersuchung an der Universität Bristol hat man herausgefunden, dass manche Menschen eine bestimmte Genvariation haben, die zur Folge hat, dass diese Menschen bei mehr als zwei Tassen Kaffee pro Tag mit Angst auf das Koffein reagieren. Diese Unverträglichkeitsreaktion lässt nach, wenn die Betroffenen regelmäßig einen erhöhten Kaffeekonsum haben. Es scheint also, als würde sich der Körper daran gewöhnen. Trotzdem sei an dieser Stelle gesagt, dass Kaffee – sicher auch in Kombination mit anderen Auslösern – Angst triggern kann.

Ein weiterer wichtiger Punkt ist die Ernährung. Hier steckt die Forschung mehr oder weniger noch in den Kinderschuhen, wobei sich herauskristallisiert, dass der Spruch „Du bist, was du isst", deutlich mehr als eine Kalenderweisheit ist.

Fehlen unserem Körper wichtige Mineralien oder Spurenelemente, hat das Auswirkungen auf das allgemeine Wohlbefinden, auf unsere Konzentration, und auf die Fähigkeit der Muskulatur zu kontrahieren. Neben diesen Folgen kann es auch zu einem Mangel an Neurotransmittern kommen. Das sind Botenstoffe, die unser Gehirn braucht, um Informationen weiterzuleiten. Fehlen sie, kann das Angstzustände verursachen.

Ein weiterer Ansatzpunkt, den man in der Angstforschung gefunden hat, ist Histamin – eigentlich ein körpereigener Botenstoff, der ebenso über die Nahrung zugeführt und im Körper durch ein Enzym abgebaut wird. Bei manchen Menschen schwächelt das Enzym allerdings, sodass zu viel Histamin im Körper verbleibt und Beschwerden – unter anderem auch Angststörungen – auslösen kann. Interessant ist, dass die Histamin-Unverträglichkeit meist erworben ist, das bedeutet, sie entwickelt sich erst im Laufe des Lebens und wird durch Stress, falsche Ernährung oder eine Störung der Magen-Darm-Flora ausgelöst. Womit wir wieder beim Thema Alkohol wären, denn Alkohol wirkt sich nicht nur schädigend auf die Magen-Darm-Flora aus, sondern setzt den Körper, wie ich vorhin schon aufgezeigt habe, unter Stress.

Es gibt noch weitere Stoffe, die Angst oder sogar Panikattacken auslösen können. Kokain, Cannabis oder chemische Drogen zum Beispiel. So kann man auf der Seite www.angstportal.de über die Wirkung von Cannabis lesen: „Die gleichzeitige Dämpfung und Erregung verschiedener Bereiche des Gehirns führt zu Stimmungsschwankungen und emotionaler Labilität (schneller Wechsel von Heiterkeit und tiefer Traurigkeit). Es erfolgt eine Verstärkung der vorhandenen Stimmungslage. Die Serotoninwirkung bewirkt unter anderem eine Verengung der peripheren Blutgefäße (kalte Hände und Füße) und eine Erhöhung der Pulsfrequenz um 20-30 Schläge pro Minute. Bei einem Drittel der Cannabiskonsumenten treten leichte Formen von Angst, Depression oder Reizbarkeit auf.“

An dieser Stelle sei allerdings bemerkt, dass einigen Menschen gerade der moderate Konsum von Cannabis hilft, über Ängste hinwegzukommen. Das ist ähnlich wie beim Alkohol, der ja auch zunächst Hemmungen abbaut und gerade schüchternen Menschen dabei hilft, ihre Angst zu überwinden. Am Ende ist es wahrscheinlich neben individuellen Reaktionsmustern so, wie der Volksmund sagt: „Die Dosis macht das Gift.“ Übersteigt der Konsum ein bestimmtes, oft individuelles Level, dann können Entzugserscheinungen, die mit Herzrasen, innerer Unruhe, Schlafstörungen oder depressiven Verstimmungen einhergehen, angstauslösend wirken. In jedem Fall sei hier schon mal geraten: Wenn Drogen bei Ihnen dazu führen, dass Sie Angst entwickeln, dann steigen Sie aus. Hören Sie auf, diese Stoffe zu konsumieren.

Ebenfalls angstauslösend können Antidepressiva wirken, die paradoxerweise von Ärzten oft verschrieben werden, um Angstsymptome zu lindern. Da ich selbst nicht mit Medikamenten arbeite, möchte an dieser Stelle auf das sehr gute Buch und auf den Blog von Klaus Bernhardt verweisen. Sie finden Titel und Domain im Anhang in der Literaturliste.

> *„Nicht den Tod sollte man fürchten,*
> *sondern dass man nie beginnen wird, zu leben."*
> *(Marcus Aurelius)*

Angst und der Körper

Wie Sie sicher schon ahnen, ist es nicht nur von großer Bedeutung, wie wir uns ernähren, was wir unserem Körper zumuten, sondern auch, wie wir generell durchs Leben gehen. Der sprichwörtliche Lebenswandel, wie viel wir schlafen, wie viel und welcher Art von Stress wir ausgesetzt sind, wie viel Zeit wir uns für uns selbst gönnen, wie achtsam wir mit uns umgehen – all das wirkt sich auf unsere Psyche und damit auch auf die Angst aus. Damit wird schnell klar, dass es nicht damit getan sein kann, ein Buch zu lesen, ein paar Affirmationen zu murmeln oder abends vielleicht eine Meditations-CD einzulegen. Wer seiner Angst auf den Grund gehen und den hinderlichen Aspekt der Angst verabschieden will, muss schon deutlich tiefer tauchen und den Mut haben, sein Lebenskonzept zu hinterfragen. Das ist zuweilen mühsam, erfordert Kraft und den Willen, etwas verändern zu wollen. Jedoch ist das der einzige Weg, um sich nachhaltig von übersteigerten Ängsten zu befreien.

Manchmal steckt man bereits mitten in einem Teufelskreis, ohne es zu merken. Nehmen wir zum Beispiel den Faktor Stress. Stress hat unter anderem auch Auswirkungen auf unsere Muskulatur und unsere Faszien. Das ist ein kollagenhaltiges Gewebe, das unsere Muskeln und Organe umhüllt, aber auch in den Muskeln selbst vorhanden ist. Durch Stress verändert sich diese Gewebestruktur, es kommt zu Verklebungen, die wiederum dafür sorgen, dass die Muskulatur weniger beweglich und somit verhärtet ist. Das wiederum hat zur Folge, dass der Stoffwechsel nicht mehr so gut funktioniert. Die Organe oder Muskeln werden nicht mehr optimal mit Nährstoffen versorgt, Stoffwechselendprodukte können nicht mehr so gut abtransportiert werden.

Stellen Sie sich das ein bisschen wie einen Tümpel vor, der einen kleinen Zulauf hat, welcher aus irgendwelchen Gründen vermodert, sodass immer weniger frisches Wasser in den Tümpel fließen kann. Und nun überlegen Sie kurz, wie es sich anfühlt, wenn die Muskeln verhärtet sind und schmerzen. Wir verkrampfen automatisch. Und diese Verkrampfung wirkt sich zunächst auf Ihre Haltung und dann auf Ihr Gemüt aus.

Kennen Sie den Cartoon von Charlie Brown, in dem Charlie seiner Schwester Sally erklärt, dass es ganz wichtig ist, eine bestimmte Haltung einzunehmen, wenn man seine Traurigkeit behalten will? Er lässt den Kopf und die Schultern nach vorn hängen und sagt Sally, dass man sich bloß nicht aufrichten soll, sonst wäre es mit der deprimierten Stimmung vorbei.

Was hier so humorvoll rüberkommt, ist für viele Menschen leider gar nicht lustig. Die verhärtete Muskulatur zwingt häufig in eine Haltung, die sich negativ auf die Gefühlslage auswirkt. Dazu kommen Schmerzen, die in eine Art Schonhaltung zwingen. Am Ende dieser Kette steht erneut Stress, der sich bis zu einer Angststörung hochschaukeln kann. Den Fachbegriff – Embodiment – haben wir in einem anderen Zusammenhang schon einmal gehört. Hier taucht er wieder auf und bedeutet, dass sich nicht nur die psychische Grundstimmung auf unsere Haltung, Gestik, Mimik auswirkt, sondern dass diese umgekehrt auch unsere Psyche und unsere Grundstimmung beeinflussen können. Wie man das gezielt für eine Besserung einsetzt, erkläre ich Ihnen im zweiten Teil des Buches.

Abseits von organischen Ursachen gibt es noch einige andere Parameter, die die Heilung von Angststörungen manchmal zu einem Ultramarathon werden lassen. Der Grund dafür ist, dass wir sie so gut verbergen können, sie auf den ersten Blick überhaupt nicht sichtbar sind. Weil sie aber so eine große Bedeutung haben, möchte ich ihnen ein eigenes Kapitel widmen.

> *„Ungeduld ist Angst."* (Stefan Zweig)

Von der Angst profitieren: der Sekundärnutzen

Obwohl sich das völlig verrückt anhört, ist es in vielen Fällen so, dass die Angst dazu benutzt wird, um vor etwas davonzulaufen. Das bedeutet, dass wir oftmals unbewusst eine Angst erzeugen, um uns einer Sache (beispielsweise einer Konfrontation mit einem Kollegen, der uns unrecht getan hat) nicht stellen zu müssen. Anstatt den Konflikt und die Auseinandersetzung mit dem Kollegen zu riskieren, bekommen wir jedes Mal eine Panikattacke, schon wenn wir das Büro betreten. Dies lässt sich metaphorisch auf viele unterschiedliche Lebensaspekte übertragen.

Hinter diesem „Davonlaufen" verbirgt sich ein Sekundärnutzen. „Sekundärnutzen" bedeutet, dass hinter dieser Angst, die wir auch wirklich erleben, etwas steckt, von dem wir auf irgendeine Art profitieren. Wir benutzen die Angst, um uns diesen Vorteil zu verschaffen.

„Wie?", denken Sie jetzt vielleicht. Wie kann man denn von Angst profitieren? Es ist doch nicht so, dass man es toll findet, Angst zu haben. Oder?

Da sind wir jetzt an einem ganz heiklen Punkt angelangt, an dem ich im Coaching von Klienten oft sehr ratlose, manchmal sogar entsetzte Blicke ernte. Manch einer geht auch sofort in die Abwehr, wenn er das hört. Schließlich kann es ja nicht sein, dass man für etwas Verantwortung trägt, das einem schadet. Oder, wie es so mancher Klient formuliert: „Die Angst ist schuld an meinem Verhalten. Ich kann nichts dafür." Und schließlich sitzt der- oder diejenige ja vor mir, um das Problem zu lösen. Wie kann ich ihm oder ihr dann unterstellen, sie würden das Ganze bewusst lenken? Ein Spiel spielen, sozusagen?

Ich antworte dann immer, dass das natürlich in den wenigsten Fällen bewusst passiert. Niemand stellt sich hin und sagt: „Hey, super, jetzt lege ich mir mal schnell eine Angststörung zu, um meinen persönlichen Reifeprozess aufzuhalten." Was man aus Filmen wie *Die Blechtrommel* kennt, ist im wahren Leben deutlich schwieriger zu entdecken und vor allem, sich einzugestehen. Und doch ist es Realität, dass wir aus einer Störung auch einen Nutzen oder Gewinn ziehen können. Das hört man natürlich nicht gern.

Aber die Fragen:
- „Wovor bewahrt dich deine Angst?",
- „Worauf müsstest du verzichten, wenn die Angst nicht da wäre?",
- „Was wäre denn schlimmer als deine Angst?",

führen auf die richtige Spur. Ich habe in meiner Coaching-Ausbildung gelernt, dass sich hinter vielen Blockaden, die wir haben, ein sogenannter Sekundär-nutzen verbirgt. Die Liste der möglichen Gewinne ist unglaublich lang: Vielleicht bekommen wir Aufmerksamkeit von anderen, wenn wir uns ängstlich zeigen. Vielleicht bewahrt uns die Angst davor, einen Wachstumsschritt zu machen, der mit Anstrengung verbunden wäre. Vielleicht befinden wir uns in einer Beziehung, an der wir hängen und spüren unbewusst, dass die Angst der Kitt ist. Vielleicht fürchten wir uns vor den Konsequenzen einer längst über-flüssigen Entscheidung.

Glauben Sie mir, es gibt so viele Möglichkeiten, einen Sekundärnutzen aus etwas zu ziehen, von dem wir eigentlich denken, dass wir es unbedingt los-haben wollen.

Ich möchte Ihnen ein Beispiel aus meiner Praxis erzählen. Zu mir kam vor einigen Jahren ein Mann, der einen neuen Job suchte, da ihm sein bisheriger gekündigt worden war. Da er die 50 bereits überschritten hatte, gestaltete sich das schwierig, zumal er in einer Branche arbeitete, in der sich das Wissen enorm schnell erweiterte und man gezwungen war, sich permanent fortzubilden, wenn man mithalten wollte. Wir besprachen seinen Lebenslauf, feilten an seiner Be-werbung, aber er bekam nur Absagen. Irgendwann wurden auch unsere Sit-zungen zäh, die Luft schien raus zu sein und es war, als würde sich Staub über das Thema legen. Bis zu dem Moment, als ich ihn fragte, was er denn in seiner Freizeit mache und ob es da etwas gab, was ihn faszinierte oder begeisterte. Von einer Sekunde auf die andere war der Mann wie ausgewechselt. Plötzlich leuchteten seine Augen, sein Körper straffte sich und er erzählte mir von einem Boot, das er selbst gebaut hatte und mit dem er eigentlich gern Reisen für Touristen im Mittelmeer anbieten würde.

Was denn mit dem Boot sei und warum er das nicht macht, fragte ich ihn. Das Boot sei nun schon zum zweiten Mal kaputt, liege trocken und überhaupt hätte er große Angst vor all den Konsequenzen, die so ein Aufbruch ins Ungewisse mit sich bringen würde, so seine Antwort.

Ich will nicht weiter ins Detail gehen, aber vielleicht verstehen Sie an der Stelle schon, was ich mit dem Sekundärnutzen meine. Hier hielt die Angst einen Menschen davon ab, seinen Traum zu leben. Gleichzeitig sorgte sie aber dafür, dass er sich in vermeintlich sicherem Terrain bewegte. Hätte ihn ein Unternehmen angestellt, wäre dieses Spiel auch noch eine Weile weitergegangen. Dann hätte er vielleicht noch Jahre an dem Boot gebastelt, ohne wirklich fertig zu werden. So aber war die Diskrepanz zwischen dem Leben, das er lebte und dem, was er eigentlich leben wollte, so offensichtlich, dass er nicht mehr ausweichen konnte und wollte. Also nahm er all seinen Mut zusammen und Schritt für Schritt planten wir, wie sein Traum zu verwirklichen war. Die Arbeit mit diesem Klienten zählt bis heute zu den Highlights meiner Arbeit. Und den Moment, als eine E-Mail mit einem Bild kam, auf dem er mit seinem Boot im Mittelmeer zu sehen war, werde ich wohl nie vergessen.

Den Sekundärnutzen der Angst zu enttarnen, ist kein leichtes Unterfangen, weil wir mit Denken allein nicht an die unterbewussten Schichten unserer Psyche gelangen. Hier hilft uns eher unser Bauchgefühl, manchmal sind es auch Träume oder Tagträume, die auf die richtige Spur führen. Und es gibt die Möglichkeit, mittels Kinesiologie den Kopf zu umgehen. Wie das funktioniert, erkläre ich in einem eigenen Kapitel ausführlicher.

Angst ist ein mächtiges Werkzeug. Und sie hat unglaublich viele Facetten. Ich habe während meiner Ausbildung eine Auflistung möglicher Ängste bekommen. Es sind über 300! Und das sind längst nicht alle, denn, wie eingangs schon erwähnt, gibt es eigentlich nichts, vor dem wir nicht auch eine Angst entwickeln könnten. Jede einzelne Angst hat die Kraft, uns daran zu hindern, so zu sein, wie wir gedacht sind. Und jede einzelne Angst können wir benutzen, um uns selbst daran zu hindern, so zu sein, wie wir gedacht sind.

Ob wir Beachtung brauchen, Liebe, Zuwendung, Gemeinschaft, ob wir Konsequenzen vermeiden wollen oder Verantwortung – die Angst bietet sich gern als Steigbügelhalter für ein Leben unter den Möglichkeiten an. Das trifft natürlich nicht auf jede Form der Angst zu. Manche Ängste sind auch alters- oder entwicklungsbedingt. Wir gehen durch sie durch, wachsen über sie hinaus. Allein die Abnabelung von der Mutter zu bewältigen, den ersten Schritt ins selbstständige Leben zu gehen, ist nur möglich, wenn wir unsere Ängste überwinden. Andere Ängste übernehmen oder entwickeln wir. Und obwohl es auf den ersten Blick so viele sind, lassen sie sich auf einige wenige herunterbrechen. Fritz Riemann hat sie in seinem Klassiker *Grundformen der Angst* (Riemann, 1961) auf vier Grundängste reduziert, auf die ich an anderer Stelle noch einmal eingehe. Es gibt andere Einteilungen, die ebenso plausibel sind. Aber zunächst schauen wir uns erst einmal an, was im Körper überhaupt passiert, wenn die Angst uns den Nacken hochkriecht.

Was passiert in unserem Körper, wenn wir Angst haben?

Wenn wir Angst haben, dann äußert sie sich in der Regel auf drei unterschiedlichen Ebenen: auf der körperlichen, der mentalen und auf der Ebene des Verhaltens. Die Verteilung der Symptome auf diese drei Ebenen ist bei jedem Menschen so individuell wie sein Fingerabdruck. Während der eine anfängt zu zappeln, schwitzt der andere stark und beim Dritten äußert sich die Angst vielleicht dadurch, dass sich das Gedankenkarussell wie wild dreht. Möglich ist auch, dass alle drei Symptome gleichzeitig auftreten – es gibt einfach keine Regeln, aber es gibt grundlegende Reaktionen, die ich nachfolgend aufzeichnen möchte.

Wie an anderer Stelle schon erklärt, werden die Reaktionen durch einen Reiz ausgelöst, den unser Gehirn blitzschnell als Gefahr identifiziert. Dieser Vorgang ist uns nicht bewusst. Wir merken noch nicht, dass wir Angst haben, weil die Information, die durch die Sinnesorgane hereingekommen ist, direkt an den Mandelkern (Amygdala) weitergeleitet wird. Der Mandelkern ist Teil des limbischen Systems, das uns dabei unterstützt, Gefahren rechtzeitig zu erkennen. Hier spielt der Botenstoff Dopamin eine Rolle, der – wie im nächsten Kapitel noch näher erläutert – dabei hilft, Gerüche, Situationen oder Bilder zu speichern, die früher schon einmal angstauslösend waren. Nur dadurch kann die Reaktion so schnell erfolgen.

Sie können sich das ein bisschen so vorstellen, als würden Sie vor einer geheimnisvollen Tür mit Passwortzugang stehen und den falschen Code eingeben. Es ertönt sofort ein Alarm, die Polizei wird gerufen, die Eingänge werden versperrt etc. In Ihrem Gehirn passiert das allerdings geräuschlos, trotzdem werden umgehend Boten- beziehungsweise Signalstoffe in das Blut geschickt, die die Produktion von Hormonen anregen. Diese werden überwiegend in der Nebennierenrinde produziert und sorgen dafür, dass nun der gesamte Körper in Alarmbereitschaft versetzt wird. Das Herz pumpt verstärkt Blut durch die Adern, um die lebenswichtigen Organe besser zu versorgen und auch gleichzeitig mehr Nährstoffe für die Muskulatur bereitzustellen. Was wir als Herzrasen wahrnehmen, dient also dem Zweck, uns auf eine Flucht oder auf einen Kampf vorzubereiten. Auch die Muskeln signalisieren durch eine hohe Spannung, dass sie „zum Sprung" bereit sind.

Hier sei schon mal bemerkt, dass allein diese Symptome bei vielen Menschen ausreichen, um die Angst noch zu verstärken. Doch kommen wir erst mal zum zweiten Prozess, der eine wichtige Rolle spielt: Der Reiz wird vom limbischen System an die Hirnrinde weitergeleitet. Das dauert, obwohl wir uns immer noch im Bereich von Sekundenbruchteilen bewegen, ein bisschen länger, dafür erleben wir die Angst nun bewusst. Wir schalten die Sinne dazu, erfassen die Situation und ordnen sie neu ein, indem wir sie mit unserem Gedächtnis abgleichen. An diesem Prozess ist auch der präfrontale Kortex beteiligt, der in der Lage ist, die Situation zu überblicken und Handlungsoptionen aufzuzeigen.

Macht uns die Angst selbst Angst, dann liegt es unter anderem daran, dass wir diese Reaktionen auch wieder als neu und eben nicht vertraut wahrnehmen. Kommt jetzt noch Schwindel dazu, weil das Blut verstärkt in die Muskulatur fließt und das Gehirn dadurch unterversorgt wird, löst das oft zusätzliche Panik aus. Manchen Menschen wird auch schwarz vor Augen. Dazu weiten sich die Lungenflügel, was zu Atemnot führen kann. In diesem Zustand ist an Flucht oder Kampf manchmal gar nicht mehr zu denken. Wir erstarren förmlich vor Angst. Weitere körperliche Reaktionen können Erröten, Mundtrockenheit, Übelkeit, Schwitzen und Kribbeln in den Armen und Beinen sein.

Mental verfallen wir meist oder man kann auch sagen *fast immer* in eingefahrene Strategien. Das Gehirn kann eben zunächst erst mal nur das abrufen, was gespeichert ist und erinnert werden kann. Darum sucht es sich – weil das Gehirn auch gern Energie spart – jene Wege, die schnell, das heißt, gewohnt oder gängig sind. Die Krux daran ist, dass das manchmal auch Reaktionen sind, die nicht so recht helfen. Zuweilen kommt es sogar zu Affekten oder Reflexen, nämlich immer dann, wenn wir so überfordert sind, dass uns wirklich nichts anderes einfällt.

Erschwerend ist der Aspekt, dass wir, wenn wir Angst haben, überhaupt nicht mehr kreativ sein können. Angst dominiert. Angst reduziert unsere Fähigkeit, klar zu denken. Das ist auch der Grund, warum manche Menschen in Prüfungen versagen – das Gehirn ist dann buchstäblich einfach nicht mehr in der Lage, eins und eins zusammenzuzählen. Es ist, als würden auf allen Wegen, die wir normalerweise ohne Anstrengung gehen können, umgestürzte Bäume liegen und Barrikaden stehen. Im Gehirn sieht das dann so aus, dass die Leitungen zwischen den Arealen, also die Verknüpfungen nicht mehr funktionieren.

Angst kann vollkommen lähmen. Wenn Sie zu jemandem sagen: „Du hast mich zu Tode erschreckt", dann waren Sie wahrscheinlich für einen Moment wirklich vollkommen starr. Auch das ist eine Reaktion, die uns Menschen irgendwann im Verlauf der Evolution einmal gedient hat – deshalb haben wir sie im Repertoire. Man friert förmlich ein, der Körper stellt sich tot. Ziel ist, nicht bemerkt, nicht gesehen oder wahrgenommen zu werden.

Ich weiß nicht, wie es Ihnen beim Lesen dieser Informationen geht. Für mich haben sie etwas Versöhnliches. Oft ist es eben so, dass Menschen, die von Angst- oder Panikattacken betroffen sind, selbst am meisten darunter leiden, weil sie sich zusätzlich zur Angst auch noch selber abwerten. Wenn man ständig als Angsthase bezeichnet wird, brennt sich das ein. Dann kommt irgendwann die Angst vor der Angst. Zu verstehen, was im Körper abläuft und auch zu verstehen, dass man es manchmal eben einfach nicht in der Hand hat, war für mich immer ein hilfreiches Werkzeug. In dem Moment, in dem ich es schaffe, Abstand von meiner Angst zu bekommen – und sei es, indem ich mir bildhaft vorstelle, wie sich meine Lungenflügel weiten – kann ich den Prozess unterbrechen.

Merken wir uns also, dass Angst zunächst einmal gesunde Reaktionen hervorruft. Herzrasen, Schwitzen, Zittern, Engegefühl, Schwindel werden ausgelöst, um Sie zu schützen und um die Situation – in Ermangelung anderer Lösungen – zu entschärfen. So lästig das alles auch sein mag und so banal es klingt – der erste Schritt, um Angstreaktionen zu verändern, ist, sie bewusst wahrzunehmen und anzuerkennen, dass sie nicht auftreten um Sie zu ärgern, sondern um Ihnen zu helfen.

> *„Wenn einer keine Angst hat, hat er keine Phantasie."*
> *(Erich Kästner)*

Die Kraft der Einbildung

Das Faszinierende an den Mechanismen der Angst ist, dass sie aktiviert werden können, ohne dass es eine echte Bedrohung gibt. Wer unter Phobien leidet, weiß, wovon ich hier spreche. Aber überlegen Sie mal, was das auf der anderen Seite für eine Kraft ist. Wir sehen etwas vor unserem inneren Auge und *Zack*, schon werden alle Systeme auf Alarm gestellt. Das klingt jetzt deutlich amüsanter, als es in Wahrheit ist – was ich aber damit sagen will, ist, dass man sich genau jene Fähigkeit, also die Kraft der inneren Bilder, natürlich auch anders zunutze machen kann. Seltsamerweise sind wir darin nicht so geübt. Stattdessen ist unsere Wahrnehmung wie ein Seismograf auf Gefahren und Bedrohungen und ihre Bewältigung ausgerichtet. So kommt es auch, dass wir den schlechten Nachrichten im Fernsehen, Radio oder in der Zeitung mehr Aufmerksamkeit schenken, als den guten.

Angst verändert also den Zustand unseres Systems und normalerweise beruhigt sich alles wieder, wenn die Gefahr vorüber ist oder wir unsere Gedanken unter Kontrolle gebracht haben. Gelingt uns das nicht, kann die Angst zu einem Dauerthema mit ziemlich schädlichen Folgen für unseren Körper werden. Dann brennen sich die Angsterfahrungen buchstäblich in unser Gehirn ein. Dann wird das ausgeschüttete Cortisol nicht, wie nach einer kontrollierbaren Stresssituation, abgebaut, sondern der Pegel bleibt konstant, was sich unter anderem schwächend auf unser Immunsystem auswirkt.

Gerald Hüther unterscheidet in seinem Buch *Biologie der Angst* diese unterschiedlichen Reaktionen auf den Reiz. Jene, die wir in den Griff bekommen, für die das Gehirn eine Lösung findet, ist die kontrollierbare Stresssituation. Hier beruhigt sich das System nach einiger Zeit wieder, die Stresshormone werden abgebaut und der Körper kommt wieder ins Gleichgewicht. Aus solchen Situationen gehen wir meist gestärkt hervor. Schließlich haben wir eine Herausforderung bewältigt, haben Angst in Zuversicht umgekehrt. Solch eine Erfahrung legt sich als Plus auf unser Selbstwertkonto. Wir können davon zehren, wissen nun, dass die Strategie hilfreich war und wir darauf vertrauen können.

In unserem Gehirn werden die Bahnen, die sich als erfolgreich herauskristallisiert haben, ausgebaut, damit sie bei der nächsten Herausforderung reibungslos und noch besser funktionieren. Wir können das immer wieder erleben, wenn wir in einer Situation, die uns beim ersten Mal noch ziemlich viel Angst bereitet hat, beim zweiten und dritten Mal schon gelassener an alles herangehen. An der Stelle ist es noch einmal wichtig, zu betonen, dass das einer der positiven Effekte von Angst ist. Denn die durch Angst ausgelöste Stresssituation und ihre Folgen, nämlich die Aktivierung des noradrenergen Systems mit all den Begleiterscheinungen wie Herzrasen, feuchten Händen und weichen Knien, sorgt auch dafür, dass wir etwas zur Gewohnheit machen und damit irgendwann in der Lage sind, die Situation zu meistern. Ohne diese Fähigkeit wäre es nicht möglich, dass wir nach vielen Fahrstunden, in denen wir vor Angst fast das Lenkrad verbogen haben, den Motor haben absaufen und den Blinker falsch gesetzt haben, gelassen Auto fahren können.

Oder, um es mit Gerald Hüthers Worten zu sagen: „Wir lernen etwas Neues richtig schnell und so, dass es auch sitzt, offensichtlich nur dann, wenn dieses sonderbare noradrenerge System in unserem Gehirn eingeschaltet wird, das uns gehörig wachrüttelt und dazu beiträgt, die erfolgreich zur Lösung des Problems, zur Bewältigung der Angst eingesetzten Verschaltungen zu bahnen (Hüther, 2018).“

Natürlich kann dieser Mechanismus irgendwann auch hemmend sein und damit selbst wieder zum Problem werden. Spätestens dann, wenn die eingefahrenen Mechanismen als Lösungsweg einfach nicht mehr taugen. Ich hatte es an anderer Stelle schon geschrieben, dass gerade jene Strategien oder Denkmuster, die sich in der Kindheit eingeprägt haben, im Erwachsenenleben hinderlich sein können. Es wird Ihnen kaum helfen, sich in einer Sitzung, in der Sie vielleicht nicht die Aufmerksamkeit bekommen, die Sie sich wünschen, auf den Boden zu werfen und zu schreien. Ebenso wenig ist die Strategie, zum Mäuschen, also unsichtbar zu werden, geeignet, unangenehmen Konstellationen aus dem Weg zu gehen.

Aber noch mal zurück zu der unkontrollierbaren Stresssituation. Anders als die kontrollierbare kann sie Tage, Wochen oder sogar Monate anhalten. Sie ist dadurch gekennzeichnet, dass keine unserer Strategien geeignet ist, uns zu beruhigen. Wir finden einfach keine Lösung, wälzen uns nächtelang hin und her, wachen morgens gerädert auf und versinken noch vor dem ersten Kaffee in düsteren Zukunftsfantasien. Schnell gesellt sich Resignation dazu, die die Angst, die Herausforderungen niemals bewältigen zu können, noch verstärkt. Es fühlt sich an, als drehe man sich dauerhaft im Kreis. Da trifft die Angst vor Ablehnung auf die Angst davor, ausgeschlossen zu werden, was wiederum die Verlustangst befeuert und so weiter. Das kann so lange gehen, bis es einem schlecht geht, man depressiv oder richtig krank wird. An der Stelle wird auch klar, dass – obwohl ich hier immer von *der Angst* spreche, viele Menschen oft unter mehreren Ängsten gleichzeitig leiden.

Aber zurück zur Abwärtsspirale. Erstaunlicherweise ist die nämlich manchmal sogar die Lösung. Unbewusst manövriert der oder die Betroffene sich in einen Zustand, der dazu beiträgt, dass sich etwas verändert. Sicher haben Sie schon von Menschen gehört, die nach einer ernsthaften Erkrankung plötzlich ihr Leben komplett umgestellt haben. Manchmal ist es auch so, dass der Verlust des Arbeitsplatzes oder des Partners die entscheidende Veränderung auslöst. Trotzdem kann und soll es nicht das Ziel sein, dass erst alles aus den Fugen geraten muss, damit wir eine Lösung finden. Die Erfahrung zeigt – und das sagt auch der Volksmund – dass man „aus Schaden klug" wird. Viele „gebrochene" Biografien erzählen darüber. Aber es ist meiner Ansicht nach nicht notwendig, durch die „harte Schule" zu gehen. Es gäbe dieses Buch nicht, wenn nicht links und rechts von dieser Möglichkeit andere Bewältigungsstrategien existieren würden. Wenn die eingefahrenen Wege im Gehirn nicht helfen, müssen eben neue Strecken oder Umwege gebaut werden und auf diesen so lange geübt und trainiert werden, bis sie die anderen in Schnelligkeit und Effektivität überholt haben.

> *„Die Angst vor der Angst treibt dich der Angst in die Arme."*
> *(Helga Schäferling)*

Angst aus dem psychologischen Blickwinkel betrachtet

Ganz allgemein beschreiben viele Betroffene Angst als einen Zustand der Enge. Nicht nur, dass sie die Luft zum Atmen nimmt, den Hals zusammendrückt, den Brustkorb einengt – abgesehen von diesen Empfindungen ist es auch so, dass sie das Gedankenfeld massiv eingeschränkt. Alles dreht sich um uns selbst und um uns in oder mit der Angst. Sie koppelt den Menschen von seinem Umfeld und auch von seinen Beziehungen ab. Was für Außenstehende dann schwer zu verstehen ist, erscheint dem oder der Angstgeplagten ganz rational: Er oder sie fühlt sich abgeschnitten und allein. Darum dringen auch Ratschläge selten bis nie in diesen Kosmos durch.

Manchmal ist es sogar so, dass die Umgebung selbst mehr und mehr zur Bedrohung wird. Leicht nachvollziehen, wie sich das anfühlt, kann ich immer im Winter, wenn es bei der abendlichen Runde mit meinem Hund schon dunkel ist. Während wir im Sommer ganz gelassen die Straße entlangschlendern, bauen sich in der Dunkelheit – obwohl eigentlich bis auf eben diese Tatsache, dass es dunkel ist, nichts anders ist – plötzlich Drohkulissen auf. Dann überlege ich bei jedem Menschen, der mir aus der Ferne entgegenkommt, ob er womöglich Schlechtes im Sinn haben könnte. Dann halte ich die Ohren und Augen offen, schaue mich ständig um und nehme meine Umgebung zwar wahr, empfinde sie aber nicht mehr als vertraut. Dasselbe ist mir als Kind immer dann passiert, wenn meine Eltern abends außer Haus waren. Plötzlich habe ich überall Verstecke gesehen, in denen sich möglicherweise Verbrecher aufhalten könnten. Jedes Geräusch war ein Hinweis, jedes Knarren ein Beweis. Ich konnte nie einschlafen, habe unter meiner Bettdecke gelegen und ängstlich gelauscht, bis endlich das vertraute Geräusch des Schlüssels erklang und ich mich entspannen konnte.

Angst ist, psychologisch betrachtet, eine Reaktion auf die Bedrohung des Selbst. Ob nun real oder gefühlt, konditioniert oder aufrechterhalten, spielt dabei keine Rolle. Man könnte auch sagen, dass Angst der Preis ist, den wir für unsere Freiheit zahlen. Der dänische Philosoph Søren Kierkegaard hat es so ausgedrückt: „Angst ist der Schwindel der Freiheit". Die Gefahr, in dieser Freiheit seine Identität zu verlieren, ist in unserer auf Individualität und damit auf Konkurrenz ausgerichteten Gesellschaft recht groß.

Identität oder Individualität

Das Thema scheint auf den ersten Blick nicht recht zur Angst zu passen und doch spielt es auf einer tieferen Ebene eine Rolle bei der Betrachtung von Ängsten. Ich hatte es im Kapitel *Die Angst vor dem Tod* schon einmal angedeutet, dass viele Ängste auf die Grundangst vor dem Leben zurückzuführen sind. Auf mangelndes Urvertrauen und mangelnde Zuversicht in ein gelingendes Leben. Davon sind wir in unserer modernen Gesellschaft stärker betroffen als frühere Generationen. Dafür gibt es viele Ursachen, eine ist die Abkehr von der Religion, die vielen Menschen Halt, Zuversicht und ihren Leben einen Sinn gegeben hat. Das Dasein wurde weniger hinterfragt. Ein weiterer Grund ist, dass die natürliche Autorität der Eltern in starkem Maße verloren gegangen ist und Kinder und Jugendliche sich zunehmend mehr an Gleichaltrigen orientieren und dort Halt suchen. Diese Verbindungen sind jedoch extrem brüchig.

Dr. Gordon Neufeld, kanadischer Entwicklungspsychologe und Bindungsforscher und der Arzt Dr. Gabor Maté arbeiten in ihrem Buch *Unsere Kinder brauchen uns* sehr eindrücklich heraus, was es für Folgen hat, wenn Kinder sich mehr an Gleichaltrigen als nach den Eltern oder erwachsenen Bezugspersonen ausrichten: „Letzendlich geht durch den Verlust der Bindungen zu den Eltern und zu den älteren Vorfahren auch der Rahmen für eine gesunde Entwicklung verloren. Durch die Bindung des Kindes zu seinen Eltern entsteht ein Schoß für seine psychische Entwicklung, aus dem es als eigenständige Persönlichkeit hervorgehen sollte. (…) Die Gleichaltrigenorientierung bringt eine Masse unreifer, konformistischer und problembehafteter junger Erwachsener hervor, die unfähig sind, sich in die Gesellschaft zu integrieren" (Neufeld, Maté, 2015). Eine Folge ist, dass vielfach den Äußerlichkeiten oder dem Haben mehr Wert beigemessen, als dem Sein. Wir identifizieren uns mit vielem – diese

Identifikationen sind allerdings brüchig, weil sie von außen an uns hängen, wie mit einem Klettband befestigt sind und jederzeit wieder wegbrechen können. Auch das ist etwas, das vielen gerade jetzt in der Corona-Krise deutlich wird.

Identifikation ist eben nicht gleich Identität. So wie auch Individualität nicht gleich Identität ist.

Wenn man die Frage, wer man denn eigentlich ist, wenn alles um einen herum wegbricht, nicht beantworten kann, dann hat das Folgen. Dann entsteht unter anderem auch Angst, weil das Gerüst des Lebens einfach nicht tragfähig ist. Erwerben lässt sich eine eigene Identität nur durch eigene Entscheidungen. Ich muss mich entscheiden, ob ich zum Beispiel meinen Körper so annehmen will, wie er ist. Oder mein Geschlecht. Ich muss mich entscheiden, ob ich meine Familie, die Stadt in der ich wohne, als meine Heimat betrachten will oder nicht. Und ich muss mich entscheiden, ob ich Verantwortung für mich und mein Leben und für andere übernehmen will.

In einer Welt, die so viele Möglichkeiten bietet und uns vorgaukelt, dass die Marke eines Smartphones uns zu etwas Besonderem macht, fällt es natürlich zunehmend schwerer, solche identitätsstiftenden Entscheidungen zu treffen. Wenn aber Menschen die Fähigkeit verlieren, sich für das, was sie sind und das, was sein wollen zu entscheiden, verlieren sie auch die Fähigkeit, eine eigene Identität zu entwickeln. Stattdessen gewinnt die Ausprägung der Individualität zunehmend an Bedeutung. Und je stärker sich Menschen um die Zurschaustellung ihrer Individualität bemühen, desto weniger verfügen sie über eine eigene Identität und es droht die – wie sie auch Fritz Riemann in seinem Buch „Grundformen der Angst" als eine Grundform bezeichnet hat: „Angst vor dem Ich-Verlust (Riemann, 1916)".

Wer Instagram nutzt, hat das vielleicht schon einmal erlebt, wenn ein Influencer oder eine Influencerin, der oder die extrem zur Selbstdarstellung neigte, plötzlich zusammenbricht und Posts absetzt, in denen er oder sie ungeschminkt und manchmal schier verzweifelt davon spricht, wie satt sie es haben, sich nur darzustellen. Diese Menschen haben zumindest für einen Moment erkannt, dass all der Hype um sie, der sich rein auf Äußerlichkeiten stützt, nicht nährt, sondern eher süchtig nach mehr macht und irgendwann zu einem Fass ohne Boden wird. Und dann kommt die Angst, die in der Frage mündet: Wer bin ich eigentlich, wenn all das wegbricht? Wenn nicht mehr 100.000 Likes kommen? Wer bin ich, wenn die Markenklamotten weg sind?

Eine mögliche Betrachtungsweise:
Die 4 Grundformen der Angst nach Riemann

Aber noch einmal zurück zu Riemann und seinen Grundformen der Angst. Nach seiner Darstellung gibt es neben der Angst vor dem Ich-Verlust noch:

- Die Angst vor der Selbstwerdung, die als Ungeborgenheit und als Isolierung erlebt wird.
- Die Angst vor der Wandlung, erlebt als Vergänglichkeit und Unsicherheit.
- Die Angst vor der Notwendigkeit, die als Endgültigkeit und als Unfreiheit erlebt wird (Riemann, 1961).

Die Aufzählung ist im Grunde eine Differenzierung der Art, wie Menschen durch das Leben gehen. Wie sie sich einlassen oder nicht, wandeln oder nicht, beschützt fühlen oder nicht, vertrauen oder nicht. Für Riemann ist klar, dass sich alle anderen Ängste aus diesen Grundformen ableiten und auch er schreibt, dass diese Ängste sowohl von unseren mitgebrachten Anlagen, als auch von den Umweltbedingungen und den körperlichen und seelisch-geistigen Konstitutionen sowie unserer Biografie geformt sind. „So ist Angst bei jedem Menschen durch Anlage und Umwelteinflüsse mitgetönt, was zum Teil auch erklärt, warum uns manche Ängste anderer schwer einfühlbar sind – sie entstanden bei ihnen aus Lebensbedingungen, die von unseren zu sehr abwichen (Riemann, 1961)."

Fassen wir kurz zusammen: Angst, die wir bewältigen, sorgt trotz der zunächst einmal unangenehmen Symptome dafür, dass wir uns im Anschluss stärker fühlen und mehr auf uns vertrauen. Gelingt es uns nicht, die Angst in ihre Schranken zu weisen, kommt es zu einer unkontrollierbaren Stresssituation.

Die wirkt sich nicht nur negativ auf unsere Gesundheit, sondern zunächst auch grundsätzlich auf unser gesamtes Leben aus. Manchmal reagiert unser Körper, indem er fast wie aus „heiterem Himmel" ein neues Programm bereitstellt. Dem geht meist eine Situation voraus, die viele Menschen als „ganz unten an-gekommen" beschreiben würden.

Die andere Lösung ist, eine neue Programmierung „einzuüben". Das sagt sich allerdings leichter, als es getan ist, wie viele Betroffene wissen. Denn spätestens dann, wenn ein Sekundärnutzen aus der Angst gezogen wird, ist es zunächst erst einmal notwendig, sich von diesem zu verabschieden. Das fällt schwer, weil häufig das ganze Leben an diesen Nutzen ausgerichtet ist.

„Angst verleiht Flügel." (Gustav Flaubert)

Angst und Freude – ähnlich und doch so anders

Vielleicht erinnern Sie sich an den Anfang des Buches, als ich Ihnen davon erzählt habe, dass Freude, Erfolg oder Glück bei mir oft angstauslösend waren. Wenn wir uns anschauen, was im Körper passiert, wenn wir Angst haben, und wenn wir das neben die körperlichen Reaktionen der Freude stellen, zeigen sich viele Überlagerungen. Dasselbe gilt übrigens für den Zustand der Verliebtheit. Das Herz klopft wie wild, wir sind unruhig, können uns nicht konzentrieren, könnten hin und her hüpfen, wir schwitzen, erröten oder zeigen andere ähnliche Symptome. Wie bei der Angst aufgezeigt, können bei manchen Menschen allein diese Reaktionen schon angstauslösend sein. Es kann aber auch, wie bei mir damals, so sein, dass sich bei Freudentaumel die Angst automatisch meldet und so etwas in der Art sagt wie: „Hochmut kommt vor dem Fall". Oder: „Übermut tut selten gut".

Solche Sätze wirken, als ob jemand schlagartig die Handbremse gezogen oder Luft aus einem prallen Ballon gelassen hat. Und all das mit der Konsequenz, dass die Freude in Angst umschlägt und wir uns plötzlich Gedanken darüber machen, wie unsere Freude oder unsere vielleicht überschwängliche Reaktion auf die Freude bei anderen ankommen könnten. Vielleicht sind die anderen ja neidisch und dann meiden sie uns. Oder wir überlegen, was alles passieren könnte. Erdenken Szenarien.

Ich fahre zum Beispiel unglaublich gern Auto. Es gab Zeiten, da hat es richtige Glücksschübe ausgelöst, wenn ich allein auf der Autobahn unterwegs war und mich das Gefühl begleitete, selbstbestimmt handeln zu können. Diese Freude wurde jedoch nicht selten ziemlich jäh von mir selbst unterbrochen, indem plötzlich der Gedanke auftauchte, ich könnte einen Unfall verursachen. Oder im Stadtverkehr würde ein Kind unvermittelt, ohne zu schauen, auf die Fahrbahn laufen. Völlig klar, dass solche Bilder, jeden Funken Freude gnadenlos abwürgen und Angst produzieren.

Ebenso spielt die Angst vor Einsamkeit bei diesem Mechanismus eine Rolle. Oder konkreter, die Angst davor, aus einer Gruppe, einer Gemeinschaft ausgeschlossen zu werden, weil man vielleicht etwas hat, was die anderen nicht haben und plötzlich Neid entsteht. Das alles sind erlernte Reaktionen. Wir greifen auf Erfahrungen zurück, die wir entweder selbst gemacht oder die wir von anderen übernommen haben. Und so beginnt das Gedankenkarussell sich zu drehen und zerstört damit den Zustand der Freude. Oder, wie der Philosoph John Stuart Mill sagte: „Frage dich, ob du glücklich bist, und du hörst auf, es zu sein."

Interessant ist allerdings, dass der Botenstoff Dopamin sowohl bei der Angst, als auch bei der Freude eine bedeutende Rolle in unserem Gehirn spielt. Dopamin gehört zur Gruppe der Katecholamine, zu der ebenso Adrenalin, Noradrenalin und Melanin gehören. Diese drei werden sogar aus Dopamin synthetisiert. Dopamin wird oft auch als Glückshormon bezeichnet. Wir kennen es als Vermittler von Belohnung und Motivation im Gehirn. „Wissenschaftler fanden nun heraus, dass es auch eine wesentliche Rolle beim Abspeichern bedrohlicher Ereignisse spielt. Die Ergebnisse der Studie wurden kürzlich in dem Fachjournal „Nature Neuroscience" publiziert (2018)."

Offensichtlich ist es so, dass Dopamin dafür sorgt, dass wir ein Gedächtnis für Gefahren entwickeln. Laut Grössl, der die genannte Studie geleitet hat, filtert Dopamin die überlebenswichtigen Umgebungsreize heraus und speichert sie im Gedächtnis ab. In einer anderen Studie, ebenso erschienen in „Nature Neuroscience" entdeckten die Wissenschaftler um den Psychiater Andreas Heinz, „dass die Menge des Dopamins in der Amygdala wahrscheinlich darüber entscheidet, ob ein Mensch eher ruhig und gelassen ist – oder ängstlich und gestresst reagiert." Und weiter: „Je stärker die Amygdala reagierte, desto ängstlicher waren die jeweiligen Menschen (2008)." Könnte es also sein, dass der erhöhte Dopaminspiegel daran beteiligt ist, dass aus Freude Angst wird? Möglicherweise.

Ein zweiter Aspekt, der Freude und Angst miteinander verbindet, ist das Gefühl von Lebendigkeit. Das fällt eigentlich auch unter den Sekundärnutzen, den wir schon an anderer Stelle betrachtet haben. Ich will ihn aber noch einmal speziell unter diesem Gesichtspunkt aufgreifen.

Kennen Sie das Märchen *Von einem der auszog, das Fürchten zu lernen*? In diesem Märchen, das die Gebrüder Grimm aufgeschrieben haben, gibt es einen jungen Mann, der keine Angst empfindet, sich deshalb selbst nicht vollständig fühlt und auch von anderen für seine seltsame Angstlosigkeit geächtet wird. Jedenfalls zieht er hinaus in die Welt, um das Fürchten zu lernen. Er erlebt die gruseligsten Geschichten, bei denen jeder andere vor Angst und Schrecken davonlaufen würde. Er jedoch bleibt gefühlskalt, bis am Ende ein einfacher Schabernack ihn erlöst.

Obwohl die Geschichte schon vor gut 200 Jahren aufgeschrieben wurde, passt sie wie kaum eine zweite in unsere Zeit und vor allem auch zum Thema Angst, denn erstaunlicherweise gibt es nicht wenige Menschen, die das Gefühl der Angst geradezu suchen, um sich lebendig zu fühlen. Das sind sicher nicht jene, die von sich behaupten würden, dass das ein Problem sei. Die wahrscheinlich auch kein Buch kaufen würden, um sich aus diesem Schema zu lösen. Hier stoßen wir wieder an das Phänomen der fehlenden Identität, was Eugen Drewermann in einer Analyse des Märchens wie folgt beschreibt: „Um Angst zu empfinden, brauchte man ein Ich, das sich bedroht fühlen könnte; um Gefühle zu haben, müsste man selber in der entscheidenden Phase der psychischen Entwicklung Gefühle kennengelernt haben (Drewermann, 2018)." Gibt es diese Gefühle nicht, ist es bei vielen ein Fass ohne Boden. Das Rad muss sich immer schneller drehen, die Herausforderungen und Gefahren müssen immer größer werden, damit der Kick auch wirklich etwas auslöst. Leider erlöst der Kick genau wie im Märchen die Betroffenen nicht, sondern ähnlich wie bei einem Alkoholiker, der immer mehr Stoff braucht, um die Wirkung zu spüren, braucht der Adrenalin-Junkie wieder und wieder das Kribbeln der Angst, um sich zu fühlen. Irgendwann ist es dann so wie in einer Szene aus *Der Fluch der Karibik*, in der Captain Barbossa als untotes Gerippe köstlichen Wein in sich hineinschüttet und dieser umgehend aus ihm herausfließt. Nichts von dem guten Schluck bleibt hängen – kein Gefühl, kein Geschmack, keine Sinnlichkeit.

In einer leichteren Variante dieser Symptomatik geht es hauptsächlich darum, dem vielleicht etwas ereignisarmen Dasein wieder Leben einzuhauchen. Grundsätzlich eine gute Idee, denn schließlich sind wir nicht dazu geboren, auf dem Sofa bei Chips und Netflix alt zu werden. Leider geht der Wunsch nach mehr Lebendigkeit auch hier oft seltsame Wege, nämlich immer dann, wenn die Betroffenen sich diesen Wunsch nicht eingestehen und wenn die Angst vor den Konsequenzen zu mächtig wird. Statt sich ins Leben zu stürzen und es zu genießen, konsumieren die Menschen dann Horrorfilme oder spielen Videospiele, um sich den Thrill zu holen. Bitte verstehen Sie mich nicht falsch – es ist nichts Verwerfliches daran, nur wird es immer dann zum Problem, wenn der Mensch seinen eigentlichen Bedürfnissen nicht folgt, sie also verleugnet.

Sich Lebendigkeit quasi Secondhand zu holen und das eigentliche Leben zu verpassen oder sogar irgendwann zu meiden, kann zu einem gefährlichen Spiel beziehungsweise zu einem Teufelskreis werden. Denn die Flucht aus dem realen Leben gebiert natürlich Angst vor demselben. Und es müssen gar keine Videospiele oder Horrorfilme sein. Es gibt genug Ablenkungsmöglichkeiten, die uns einen kurzen Kick geben, uns Lebendigkeit suggerieren und nach denen der Kater von Mal zu Mal größer wird. Angst vor dem Leben ist weit verbreitet und fußt maßgeblich auf Kindheitserfahrungen und Glaubenssätzen, mit denen uns suggeriert wurde, was man alles nicht soll, darf und was man stattdessen tun müsste. Diese Konstrukte zu hinterfragen, ist der Beginn einer aufregenden Reise zu sich selbst.

> *„Das einzige, vor dem man Angst haben muss, ist die Angst selber."*
> *(Franklin D. Roosevelt)*

Erlernte Angst

Auf den letzten Seiten ist sicher deutlich geworden, wie Ängste sich unterscheiden, was sie auslösen, wie sie sich zeigen. Angst ist etwas, das uns als evolutionäres Programm innewohnt – hier als Emotion im limbischen System abgespeichert. Diese Angst tritt in Bruchteilen von Sekunden auf und packt uns buchstäblich am Genick. Sie vergeht aber immer dann, wenn die Gefahr gebannt ist. Man bezeichnet sie dann auch als Furcht.

Zum Gefühl „Angst", das sich einnistet und uns über Wochen, Monate und Jahre begleiten kann, wird sie erst, wenn wir sie gedanklich einordnen. Das geschieht aber nicht mehr im Stammhirn, sondern zunächst im frontalen Kortex. Ein wichtiger Unterschied. Auf unsere Ur-Emotionen haben wir keinen Einfluss – jedenfalls nicht im Sinne einer Unterdrückung. Sie kommen einfach. Vielleicht können Sie sich daran erinnern, wie die Bundeskanzlerin Angela Merkel auf einem Empfang zum ersten Mal plötzlich anfing zu zittern. Das hat sich bei einer anderen Gelegenheit wiederholt und man sah, wie sie kämpfte, es aber überhaupt nicht beeinflussen konnte. Erst, als man ihr bei einem weiteren Empfang einen Stuhl hinstellte, trat es nicht mehr auf. Es ist anzunehmen, dass bei ihr aus einer Emotion ein Angstgefühl wurde. Dass die Angst davor, wieder zu zittern, dann genau dieses nächste Zittern auslöste.

Im Grunde trainieren oder üben wir die Angst auf diese Weise. Wir erleben sie, bekommen Angst davor, dass die Symptome sich wiederholen, und schon kreisen unsere Gedanken nur noch darum und lösen genau jene Reaktionen aus, die wir doch eigentlich vermeiden wollen. Geschieht das wieder und wieder, setzt sich dieser Mechanismus in unserem Gehirn fest und wird dort zum Automatismus. Das ist, als ob wir Fahrrad fahren oder eine Sprache lernen. Wir bauen im Gehirn ein immer gleich funktionierendes Netzwerk für diesen Ablauf, während andere Möglichkeiten – also andere neuronale Verbindungen – verkümmern. Die gute Nachricht ist, dass wir das auch wieder verändern können. Anders als beim Fahrradfahren, das man in der Regel einmal lernt und dann eigentlich nie wieder vergisst, können wir die Angst-Netzwerke zumindest trockenlegen und verkümmern lassen. Dazu müssen wir andere Verbindungen schaffen, die stärker sind.

Abschließend lässt sich sagen, dass die Zustände „Angst als Emotion", „Angst als Gefühl", „Angst als diffuse Angst" oder Furcht selten wie auf einem Reißbrett voneinander zu trennen sind. Oft fließen sie zusammen, gehen ineinander über und vermischen sich wie Farben in einem Wassertropfen. Wenn Sie sich mit Ihrer Angst auseinandersetzen, werden Sie die unterschiedlichen Nuancen kennenlernen. Dann bekommen Sie ein Gefühl für die Abstufungen, lernen zu differenzieren und erfahren so etwas über sich selbst, was letztendlich zu mehr Selbstbewusstsein führt. Sich seiner Selbst bewusster zu sein, den eigenen Körper zu kennen, ist ein wichtiger Schritt auf dem Weg aus der Angstspirale.

Ich möchte, bevor wir zu den Bewältigungsstrategien kommen, noch einmal auf einen Punkt eingehen, den ich enorm wichtig finde. Viele Ängste haben wir von anderen übernommen und mit diesem Akt das Drehbuch unseres eigenen Lebens an jemanden abgegeben, der nun als Regisseur bestimmt, was sich auf unserer Lebensbühne abspielt. Meist weiß derjenige, der die Regieanweisungen gibt, überhaupt nichts davon. Wir haben ihn einfach auf den Stuhl gesetzt und ihm unser Drehbuch in die Hand gegeben – ein unbewusster Vorgang. Manchmal ist es auch die Angst selbst, die Regie führt. Sie können sich das so vorstellen: Irgendwer hat Ihnen die Angst vor Hunden „eingetrichtert". Sie selbst haben vielleicht gar keine, mögen Hunde sogar, kommen aber an diese Gefühle oder an diese Erkenntnis überhaupt nicht heran, weil Ihnen die Stimme in Ihrem Kopf, die dem „Eintrichterer" gehört, sie übertönt. Manchmal führt so etwas zu skurrilen Situationen. Stellen Sie sich vor, Sie treffen denjenigen und sagen ihm oder ihr, dass Sie sich immer darangehalten haben, um Hunde einen Bogen zu machen. Dann schaut Sie der oder die Betreffende vielleicht ganz verdutzt an und fragt Sie, wie Sie denn darauf kommen, dass er oder sie keine Hunde mag. Und dann stellt sich im Laufe der Unterhaltung vielleicht heraus, dass Sie etwas missverstanden haben oder dass der oder die andere seine Haltung gegenüber Hunden komplett verändert hat. Überprüfen Sie doch mal anhand Ihrer Biografie, ob Ihnen das schon mal begegnet ist.

Die gute Botschaft, die in dieser Erkenntnis steckt, ist, dass das alles veränderbar ist. Wir brauchen dafür keine jahrelange Tiefenanalyse und auch oft keine Medikamente. Stattdessen können wir das aktuelle Theaterstück hinterfragen, unterbrechen, beenden und den Regiestuhl und das Drehbuch wieder selbst übernehmen. Was es dafür braucht? Geduld, Selbstliebe und viel Übung.

Teil 2 – Angst, wir müssen reden

> *„Mut ist Widerstand gegen die Angst, Sieg über die Angst,*
> *aber nicht Abwesenheit von Angst."*
> (Mark Twain)

Wenn Sie nach so einem Buch greifen, dann haben Sie sich sicher schon ziemlich ausführlich über Ihr Problem informiert. Deshalb möchte ich den theoretischen Teil begrenzen und stattdessen lieber zur Praxis und zu konkreten Handlungsoptionen übergehen. Es gibt hervorragende Literatur zum Thema Angst, ich hänge Ihnen am Ende des Buches eine Liste an, falls Sie sich noch tiefer in die Theorie einarbeiten wollen.

Aus eigener Erfahrung heraus weiß ich, wie sehnsüchtig man als Betroffener oder Betroffene darauf hofft, endlich den Schlüssel zu finden, der alle Probleme aus der Welt schafft. Man liest Bücher, geht zu Seminaren, hört Podcasts oder liest sich durch diverse Blogs und Informationsseiten, nur um endlich *das* Rezept, die *eine* Anleitung oder *den* Geheimtipp zu finden, um der Angst ein für alle Mal den Garaus zu machen. Dabei übersehen wir leider allzu oft, dass auch daraus ein Sport werden kann. Dass allein die ständige Beschäftigung und das Kreisen um das Problem, das Problem verschärft. Wenn Sie in so einer Schleife gefangen sind, dann können Sie ziemlich sicher sein, dass Sie einen Nutzen aus Ihrer Angst ziehen. Vielleicht den, dass Sie neugierig sind, sich gern mit einem Thema beschäftigen. Vielleicht genießen Sie aber auch einfach die Ablenkung, um etwas anderes nicht zu sehen oder zu fühlen, was eigentlich viel essenzieller wäre, um Ihrem Leben eine andere Richtung zu geben.

Als ich neulich auf einer Lesung war, bei der es um ein Mantra gegen die Angst ging, sagte der Autor Helge Timmerberg am Ende etwas sehr Schönes. Er beschrieb, dass er durch das Mantra, das ihm ein indischer Geistlicher gegeben hatte, seine Angst nicht komplett verlor. Sie war nicht ausgelöscht oder ausradiert, wie sich das so viele Menschen erhoffen. Bei ihm war es so, dass im Kern seiner Angst durch das Mantra etwas entstand, das sich wie Mut anfühlte und ihm die Kraft gab, über seine Ängste hinwegzugehen (Timmerberg, 2020). Ich habe zwar kein Mantra für Sie, liebe Leserin, lieber Leser, aber einen ganzen Kasten voller guter Werkzeuge, den Sie bei sich führen können, um mit Ihrer Angst ins Gespräch zu kommen. Manche Werkzeuge wirken schnell, anderen müssen Sie mehr Zeit geben, damit sie ihre Wirkung entfalten können. Es sind auch einige dabei, deren Gebrauch Sie üben müssen, weil Sie vielleicht viele Jahre genau das Gegenteil von dem getan haben, was das Werkzeug von Ihnen verlangt.

Bleiben Sie dran und lassen Sie sich, wenn es erforderlich ist, von einer Vertrauensperson unterstützen. Das ist überhaupt ein guter Weg: sich Unterstützung zu holen. Ob nun bei Freunden oder online – es gibt viele Wege, sich bei der Bewältigung der Angst helfen zu lassen. Voraussetzung dafür ist allerdings Ihre Bereitschaft. Denken Sie an den Schatz, der hinter dem Drachen liegt. Denken Sie daran, dass der Weg, der vor Ihnen liegt, einer Heldenreise gleicht. Haben Sie von diesem Konzept schon einmal gehört? Ich will im Folgenden ein bisschen tiefer darauf eingehen. Mir hat das Wissen darüber nicht nur einen neuen Blick auf sämtliche Kino- oder Fernsehfilme geschenkt, sondern vor allem durch Zeiten geholfen, in denen mir die Zuversicht, meine Ängste zu überwinden, abhandengekommen war.

Die Heldenreise

Vielleicht kennen Sie den Begriff *Heldenreise* schon. Die Heldenreise liegt jedem Roman, jedem Märchen oder Film zugrunde. Im Coaching benutzen wir sie gern als Metapher, um die einzelnen Schritte zu beschreiben, die vor den Klienten liegen. Denn wie in jedem guten Film, läuft natürlich nicht alles glatt, gibt es Rückschläge oder Wendungen. Vielen Klienten hilft es, dieses Konzept zu kennen und sich selbst als Held oder Heldin zu begreifen. Damit nimmt man das Zepter in die Hand, Rückschläge sind weniger dramatisch und es gelingt schneller, sie zu überwinden.

In Ihrem eigenen Film oder Roman geht es momentan um nichts Geringeres, als darum, den Drachen der Angst zu besiegen. Da sind Helden wirklich gefragt und es kann nicht schaden, den Plot (so nennt man die Handlungsstruktur eines Filmes oder einer Erzählung) zu kennen. Die Heldenreise folgt einem Schema, das der amerikanische Mythenforscher Joseph Campbell in seinem Buch *Der Heros in tausend Gestalten* (1999) wie folgt darstellt:

Ruf: Der Ruf wird von Campbell als Erfahrung eines Mangels oder als plötzliches Erscheinen einer Aufgabe charakterisiert. In Ihrem Fall geht es um die Angst und der Ruf entspricht dem Wunsch, die Angst loszuwerden und dadurch wieder ein glückliches, erfolgreiches oder einfach nur ein normales Leben zu führen.

Weigerung: Vielleicht sind Sie über diesen ersten Punkt schon hinaus, schließlich belesen Sie sich oder haben sicher schon andere Versuche gestartet, etwas zu verändern. Manchmal zögert der Held oder die Heldin trotzdem – vielleicht, weil es notwendig wäre, Sicherheit loszulassen, aus der Komfortzone auszubrechen und damit den, an anderer Stelle schon beschriebenen, Sekundärnutzen aufzugeben.

Aufbruch: An diesem Punkt sind die ersten Hindernisse und das Zögern überwunden und der Held oder die Heldin macht sich gut gerüstet auf die Reise. Sie haben beschlossen, etwas zu verändern, und brechen in der festen Absicht auf, sich der Herausforderung zu stellen. Möglicherweise treten hier und da ein paar Probleme auf, die als Prüfungen interpretiert werden können.

Sie kennen das sicher: In dem Moment, wo man eine Veränderung angeht, wacht plötzlich auch das Umfeld auf und reagiert überrascht oder verärgert. Wenn man zum Beispiel als Mutter, Vater oder Partner*in permanent verfügbar war, nun aber Zeit für sich selbst einfordert, kann das zu Streitigkeiten führen, die zu einem Hindernis werden können.

Übernatürliche Hilfe: Der Held oder die Heldin trifft unerwartet auf einen oder mehrere Mentoren. Julia Cameron spricht in ihrem Buch *Der Weg des Künstlers* vom Auftauchen von sogenannten Synchronizitäten. Das stellt sich so dar, dass die „Außenwelt" auf eine förderliche Art und Weise auf Ihren Wunsch in Ihrer Innenwelt reagiert. „Wir verändern uns, und das Universum fördert diese Veränderung und gibt ihr mehr Raum. Ich habe ein respektloses Kürzel hierfür und habe einen Zettel an meinen Schreibtisch geklebt, auf dem steht: „Spring, und das Netz wird erscheinen (Cameron, 2000)."

Sie erkennen diese Phase daran, dass Ihnen vielleicht jemand ein Buch empfiehlt, das sich als hilfreich erweist oder Ihnen ein Coach oder Therapeut empfohlen wird. Manchmal sind es auch nur kleine Begebenheiten, ein Sonnenstrahl im Gesicht, ein Vogel, der eine Melodie singt, die Sie berührt, und schon fühlen Sie sich gestärkt und gerüstet für den weiteren Weg. Dazu noch ein Beispiel aus meiner Praxis: Eine Klientin kam zu mir, weil sie aufgrund ihrer Hochsensibilität Probleme damit hatte, sich an Orten aufzuhalten, wo viele Menschen zusammenkamen. Sie wusste lange überhaupt nicht, dass sie hochsensibel war, sondern gab sich selbst die Schuld für ihr Verhalten. Während sie sich auf die Suche nach Hilfe begab, begegnete sie an einem Badestrand einer Frau, die ihr – obwohl meine Klientin das Thema *Angst in der Menge* überhaupt nicht angesprochen hatte – von einem Buch über Hochsensibilität erzählte. Die Klientin horchte auf, besorgte sich das Buch und konnte gar nicht glauben, was sie da las.

Sie beschrieb es mir später so, dass es wie eine Tür war, die sich plötzlich geöffnet hatte. Mit einem Mal verstand sie ihr Verhalten. Das war noch nicht die Lösung ihres Problems, aber es war auf jeden Fall ein sehr bedeutender Schritt, denn nun wusste sie, dass sie nicht „schuld" war, sondern einfach zu einer Gruppe von Menschen gehörte, die auf Umgebungsreize viel stärker reagieren, als andere.

Die erste Schwelle: Wer es bis hier geschafft hat, die ersten Schritte also schon gegangen ist, vielleicht das Mentalprogramm, das Sie später kennenlernen werden, schon eine Weile gemacht hat, wird womöglich mit einer schweren Prüfung konfrontiert. Der Kampf mit dem Drachen zeigt sich als Kampf gegen die eigenen inneren Widerstände und Illusionen. Ich höre oft, dass Klienten sagen, dass das alles doch nicht so einfach sein kann. Dass das Manipulation ist und nicht echt. Dass sie plötzlich, nachdem Sie wirklich schon spürbare Erfolge hatten, wie aus heiterem Himmel, Argumente finden, die gegen die Fortsetzung des eingeschlagenen Weges sprechen. Oder, dass plötzlich alte Glaubenssätze auftauchen und den Fortschritt boykottieren. Das ist die heikelste Phase, in der nicht wenige abbrechen und wieder den alten Argumenten in ihrem Kopf Glauben schenken.

Initiation und Transformation des Helden: Campbell beschreibt diese Phase sinngemäß wie folgt: Empfang oder Raub eines Elixiers oder Schatzes, der die Alltagswelt, aus der der Held aufgebrochen ist, retten könnte. Dieser Schatz kann in einer inneren Erfahrung bestehen, die durch einen äußerlichen Gegenstand symbolisiert wird. Ich interpretiere es so, dass das die Phase ist, in der sich Erfolge zeigen, die manchmal so motivierend sind, dass der Held oder Heldin über das Ziel hinausschießt und eventuell auch andere mit seinen neu gewonnen Erkenntnissen vor den Kopf stößt. Man kennt das von Menschen, die das Rauchen aufgeben und von anderen oft als „militant" wahrgenommen werden. Tatsächlich ist das ein Schutzmechanismus der Betroffenen, die an ihren Erfolgen festhalten wollen und im Grunde das Umfeld um Mithilfe bitten. In meinen Augen sind dieser und der Wegabschnitt davor die markante Weggabelung, an der sich alles entscheidet. Weitergehen oder Abbruch. Wenn sich der Held oder Heldin entschieden hat, weiterzugehen, folgt nach einer meist langen Phase, in der sie sich mit dem Neuen identifiziert haben, die Verweigerung der Rückkehr.

Verweigerung der Rückkehr: Der Held oder die Heldin zögert, in die Welt des Alltags zurückzukehren. Diese Phase ist meiner Ansicht nach für viele die zweite große Herausforderung. Im Film würde man vom zweiten Plot-Point sprechen. Eigentlich war die Richtung schon klar, der Held oder die Heldin ist auch schon einen weiten Weg gegangen und trotzdem fehlt noch der entscheidende Schritt.

Bei jedem inneren Wachstumsprozess – und nichts anderes ist der „Kampf" gegen die Angst – kann es passieren, dass der oder die Betroffene sich so sehr in die Problematik vertieft, dass eigentlich genau das Gegenteil von dem erreicht wird, was erreicht werden soll. Alles kreist nur noch um *das eine* Problem. Die Gespräche handeln nur noch davon, alle ringsherum sind schon genervt und trotz alledem bewegt sich nichts, weil die entscheidenden Schritte letztendlich doch nicht getan werden. Vielleicht haben Sie in Ihrem Umfeld auch jemanden, der schon seit Jahren „in Behandlung" ist, zu einem Coach, auf Selbstfindungsseminare oder von einer Therapie zur nächsten läuft. Überall passiert ein bisschen was, der große Durchbruch bleibt aber aus, weil das Gelernte einfach nicht wirklich in den Alltag integriert wird und so am Ende eine schöne Theorie bleibt. Manche Menschen werden auf dieser Stufe zu absoluten Experten ihrer Krankheit, geben anderen Ratschläge, kommen aber selbst nicht aus ihrem Elfenbeinturm heraus.

Verlassen der Unterwelt: Der Held oder die Heldin wird durch innere Motive oder äußeren Zwang zur Rückkehr bewegt, die sich in einem magischen Flug oder durch Flucht vor negativen Kräften vollzieht. Was hier nach Fantasie klingt, ist im Grunde ein zweiter Aufbruch oder symbolisiert einfach noch einmal das Sammeln von Kräften. Wenn Sie den Film *Rocky* gesehen haben, dann erinnern Sie sich vielleicht daran, wie Rocky Balboa nach der Niederlage trainiert, wie er seinen Einsatz erhöht, um den Kampf zu gewinnen. Genau darum geht es – den Einsatz zu erhöhen, dranzubleiben, nicht das Handtuch zu werfen, denn auch die nächste Phase kann noch einmal schwierig werden.

Rückkehr: Der Held oder die Heldin überschreitet die Schwelle zur Alltagswelt, aus der er/sie ursprünglich aufgebrochen war. Er trifft auf Unglauben oder Unverständnis und muss das auf der Heldenreise Gefundene oder Errungene in das Alltagsleben integrieren, so beschreibt es Campbell. Für viele Menschen, die sich ihrer Angsterkrankung entgegenstellen und neue Wege suchen, bedeutet das, dass sich ihr Leben grundsätzlich ändert, denn meist sind die Angst- oder Panikattacken ja Symptom einer nicht realisierten Veränderung oder eben permanent unterdrückter Gefühle. Ob nun eine Trennung oder die Kündigung einer ungeliebten Arbeitsstelle ansteht – erst, wenn der Schritt vollzogen ist, der wirklich ursächlich ist, kann die Heldenreise ihren Abschluss finden.

Herr der zwei Welten: Der Held oder die Heldin vereint das Alltagsleben mit dem neu gefundenen Wissen und lässt die Gesellschaft an der Entdeckung teilhaben. Mit diesem Schritt sind wir am Ziel der Heldenreise angekommen. Menschen, die ihre Angst wirklich überwunden – oder besser, integriert und damit ihr Leben positiv verändert haben, sind eine Inspiration für andere. Sie können helfen, echte Vorbilder sein und verfügen über den Schatz der Selbstwirksamkeit.

Was in der Heldenreise sehr eindrücklich deutlich wird, ist, dass wir es sind, die diesen Weg gehen müssen. Natürlich kann Hilfe von außen kommen, Unterstützung gegeben werden und trotzdem nimmt uns niemand die Arbeit ab. Niemand, kein Therapeut, kein Guru kann uns erlösen. Wir selbst müssen den Ruf vernehmen, aufbrechen und uns unsere Wege suchen. Das ist nicht immer leicht, denn manchmal ist das Gelände, auf dem wir uns bewegen, uneben und trocken. Wir begegnen Freund und Feind, wir verlieren den Halt. Doch an dem Tag, an dem wir begreifen, dass wir der Held oder die Heldin unserer eigenen Geschichte sind, ist der größte Teil der Reise bereits geschafft.

In diesem Zusammenhang erachte ich es für wichtig zu erwähnen, dass es natürlich Menschen gibt, die scheitern. Die nicht über die Kraft verfügen, der Angst ausreichend Paroli zu bieten.

Manche haben sich auch so in ihrer Angst eingerichtet, ziehen so viel Gewinn aus ihr, dass sie noch nicht einmal den Ruf nach Veränderung vernehmen oder ihn vehement unterdrücken. Diese Menschen dafür zu verurteilen oder anzutreiben, bringt nichts. Im schlimmsten Fall schüttet man damit Salz in die Wunde und ruft Trotzreaktionen hervor. Das bedeutet aber auch nicht, dass man einen Angstgeplagten über Jahre in Watte packen muss oder ihn mit Samthandschuhen anfassen sollte. Als Außenstehende haben wir es nicht in der Hand, wann der Ruf vernommen wird und der Aufbruch erfolgt. Als quasi Co-Abhängige können wir aber für uns selbst sorgen, statt das eigene Leben um das Handeln oder Nichthandeln eines anderen kreisen zu lassen.

Und vielleicht gibt es auch die ein oder andere Sache, an der Sie während Ihrer Reise scheitern. Dann fühlen Sie sich so gar nicht heldenhaft, bleiben an einer Stelle stecken und kommen nicht weiter. Dann beginnen Sie von vorn. Es ist keine Schande zu scheitern. Es gibt Lebensphasen, in denen fehlt uns einfach die Kraft für tief greifende Veränderungen. Manchmal ist der Widerstand, ob nun von außen oder innen kommend, zu groß. Sein Sie nicht so streng mit sich, wenn das passiert, denn damit helfen Sie sich nicht. Besser wäre, wenn Sie sich selbst bestärken, gut für sich sorgen, Kräfte sammeln und dann einen neuen Anlauf nehmen.

Machen Sie sich Gedanken um Ihre Gedanken

> *„Gedanken sind Handlungen."*
> *(Friedrich Nietzsche)*

Nun wird es konkret. Bisher konnten Sie einfach nur lesen und das Gelesene vielleicht irgendwo in Ihrem Gehirn ablegen oder auch nicht. Ab diesem Punkt braucht es Ihre Mitarbeit, denn ohne die wird sich nichts verändern. Dann könnten Sie das Buch auch gleich unter Ihr Kopfkissen legen und darauf hoffen, dass es nachts seine magische Wirkung entfaltet. Verzeihen Sie die vielleicht etwas sehr direkt anmutende Ansprache. Ich schreibe das nur, weil ich selbst viele Jahre die Königin des Nichthandelns war. In meinem Bücherregal war die Selbsthilfeliteratur nach Farben sortiert. Bücher über Bücher und bei jedem habe ich gedacht, dass genau das jetzt endlich den Unterschied macht. Dass sich alles nur durch das Lesen ändern wird. Ich brauche Ihnen sicher nicht zu erzählen, wie gnadenlos ich an diesem Wunsch gescheitert bin. Machen Sie es bitte besser als ich damals.

Gedanken notieren

Für die ersten Schritte, die wir gehen, brauchen Sie nichts weiter als ein Smartphone oder Papier und Stift, denn es geht darum, Ihre angstauslösenden Gedanken und Gedankenmuster zu enttarnen.

Denn, ob Ihnen das esoterisch vorkommt oder nicht, es ist wahr: Gedanken werden Dinge. Gedanken sind nicht neutral. Gedanken versetzen Berge. Was Sie auch denken: Gedanken beeinflussen Ihre Gefühle. Sie leiten Ihre Handlungen. Sie bestimmen Ihr Leben. Und das Spannendste an dieser ganzen Sache mit den Gedanken ist: Sie selbst erschaffen sie. Ist es da nicht an der Zeit, zu überprüfen, was Sie tagtäglich so denken?

Der wichtigste Satz, den ich in diesem Zusammenhang je gehört habe, lautet: „Du bist nicht deine Gedanken". Gesagt hat ihn der Körpertherapeut Dieter Anker, der mich ein Stück meines Weges begleitet und beraten hat und von dem ich auch in Bezug auf die Symbolik von Träumen sehr viel gelernt habe.

Diesen Satz darf man einen Moment wirken lassen, denn die meisten von uns haben die These von René Descartes „Cogito ergo sum" – „Ich denke, also bin ich", so tief verinnerlicht, dass wir überhaupt nicht auf die Idee kommen würden, daran zu zweifeln. Dabei sind Zweifel an diesem Punkt mehr als angebracht. Wir sind nämlich nicht, weil wir denken, sondern wir können denken, weil wir sind. Wir sind auch nicht, was wir denken, sondern unser Denken wurde und wird durch Erfahrungen, Prägungen und ein Stück weit auch durch Vererbung – manchmal über Generationen – geformt.

Die Gedanken sind also nicht wir, sondern etwas, das unser Gehirn produziert. Damit sind sie maximal ein Teil von uns, beziehungsweise etwas, das durch den Austausch zwischen Nervenzellen entsteht. Sie haben ja schon gelernt, dass das Denken gern gewohnte Pfade nimmt und in Ihrem Fall ist es wahrscheinlich so, dass es auf Angstdenken programmiert ist. „Sie dürfen nicht alles glauben, was Sie denken!" hat der wunderbare Heinz Erhardt mal gesagt und wie recht er damit hat, erleben wir alle tagtäglich, denn viele unserer Gedanken sind überhaupt nicht hilfreich. Sie blockieren oder verunsichern uns und wenn sie uns erzählen, dass wir nicht gut genug, nicht schön genug oder was auch immer sind, dann ist das einfach gelogen. Ebenso, wie es gelogen ist, dass das, wovor Sie Angst haben, Sie töten wird.

Leider leben wir in einer Zeit, die dem Denken den Vorrang gibt, und in der Fakten und Argumente deutlich mehr zählen, als Gefühle. Aber das ist veränderbar, denn unser Gehirn ist ein unglaublich faszinierendes Organ, das sich völlig unabhängig davon, wie alt Sie sind oder wie oft Sie schon mit dem Versuch, Ihre Angst zu besiegen, gescheitert sind, stets neu lernen kann. Dass das nicht von heute auf morgen geht, wird spätestens mit dem Konzept der Heldenreise deutlich.

Wir wissen aus der modernen Forschung, dass neue Gewohnheiten nicht, wie man früher dachte, 21 Tage benötigen, um sich zu manifestieren, sondern im

Schnitt 66 Tage lang trainiert werden müssen, ehe sie als festes Programm installiert sind und eine alte Gewohnheit abgelöst haben. Also mindestens zwei Monate, in denen wir das Neue wieder und wieder anwenden müssen. Sei es nun ein neuer Gedankengang oder etwas, das wir uns zur Gewohnheit machen wollen. Herausgefunden hat das Phillippa Lally vom University College London. Sie gewann für ihre Studie 96 Studenten, die sich in einem Zeitraum von 84 Tagen eine neue, gesunde Routine antrainieren sollten, indem sie sie täglich ausübten. „Als Lally die Ergebnisse auswertete, stellte sie fest: Im Schnitt dauerte es 66 Tage, bis die Teilnehmer die neue Aufgabe automatisch ausübten. Ein Tag Pause warf die Teilnehmer nicht entscheidend zurück – gönnten sie sich jedoch häufiger eine Auszeit, wirkte sich das negativ auf den Automatismus aus (Rettig, 2010).“

Haben Sie mal versucht, sich die Zähne mit der anderen Hand zu putzen? Also nicht mit der, die Sie gewöhnlich benutzen? Das tun wir ja in der Regel nur, wenn wir durch eine Verletzung oder Erkrankung dazu gezwungen sind. Wenn Sie es ausprobieren, werden Sie feststellen, dass sich das ziemlich schräg anfühlt. So als würde die Hand überhaupt nicht zu Ihnen gehören und in der Tat lässt sie sich auch nicht so gut kontrollieren und führen. Wenn Sie das aber über zwei Monate morgens und abends üben, tritt irgendwann ein Gewöhnungseffekt ein und Sie sind dann vermutlich in der Lage, sich relativ problemlos zwischen links und rechts zu entscheiden. In Ihrem Gehirn ist in dieser Zeit ein wahres Feuerwerk explodiert. Neue neuronale Verbindungen wurden geknüpft, damit Sie die eine Hand so sicher führen können, wie die andere.

Etwas Ähnliches werden Sie erleben, wenn Sie versuchen, sich von angstauslösenden Gedanken zu verabschieden. Die neuen, die wir gemeinsam finden werden, werden sich zunächst völlig fremd und seltsam anfühlen und es wird Ihnen erst einmal schwerfallen, sie zu denken. Es kann sogar sein, dass Ihr Kopf Ihnen erzählt, dass das ja alles aufgesetzt ist und Ihnen überhaupt nicht entspricht. Wenn das passiert, dann wissen Sie, dass Sie auf dem richtigen Pfad sind. Denken Sie an die Heldenreise – Widerstand ist völlig normal und wird Ihnen nicht nur einmal begegnen.

Ich finde es allerdings immer wieder sehr faszinierend, wie geschickt wir Menschen darin sind, Widerstände aufzubauen und uns so vor Veränderungen zu drücken. Der Grund dafür liegt auch in unserem Gehirn. Das ist darauf ausgerichtet, so effizient wie möglich zu arbeiten, denn das Gehirn eines Erwachsenen verbraucht, auch ohne, dass es großartig strapaziert wird, gut 20 Prozent der gesamten Energie, die zur Verfügung steht. Dieser Energiebedarf ist übrigens der Grund dafür, warum Menschen im Gegensatz zu anderen Säugetieren langsamer wachsen. Ein Team um den Wissenschaftler Christopher W. Kuzawa von der Northwestern University in Evanston im US-Bundesstaat Illinois hat herausgefunden, „dass der Energiebedarf des Gehirns dann am höchsten ist, wenn das Wachstum des Körpergewichts am geringsten ist: mit vier bis fünf Jahren. In dieser Phase benötigt das Gehirn etwa 43 Prozent der Energie des gesamten Körpers, schreiben die Wissenschaftler im Fachjournal „Proceedings of the National Academy of Sciences". Das sei mehr als das Doppelte des Energiebedarfs des erwachsenen Gehirns (Spiegel, 2014)."

Dabei wird nur ein ziemlich geringer Anteil davon für das Denken verwendet – der Rest verteilt sich auf die Erhaltung wichtiger Lebensfunktionen, wie Atmung, Puls und Gleichgewichtssinn. Ist unser Energiebedarf insgesamt erhöht, was zum Beispiel bei Angst oder Stress der Fall ist, kappt das Gehirn jenen Prozessen die Energie, die es nicht unbedingt zum Überleben benötigt und dazu zählt auch das Denken. Je ängstlicher oder gestresster Sie sind, desto mehr denken Sie in eingefahrenen Mustern, weil das für Ihr Gehirn energiesparender ist.

Aber selbst dann, wenn es nicht ums Überleben geht, ist das Gehirn daran interessiert, nicht unnötig Energie zu verbrauchen und da sind anstehende Veränderungen, die Kraft und Energie kosten, eben nicht so gern gesehen.

Aber nun zurück zu unseren Gedanken. Wie bereits an anderer Stelle erwähnt, sind es rund 70.000, die täglich durch unser Gehirn rauschen. Ein hoher Prozentsatz davon sind Gedanken oder Gedankenmuster, die wir ständig (meist aus Effizienzgründen) wiederholen, andere sind kleine Schwindeleien, die wir uns selbst erzählen und wiederum andere sind angstauslösend. Nur ein kleiner, einstelliger Prozentsatz von diesem Gedankenberg sind *gute*, also aufbauende Gedanken.

Worum es also geht, ist, die Verhältnisse in Ihrem Kopf zunächst einmal zu analysieren und dann verändern. Das ist keine reine „Kopfsache", wie man vielleicht meinen könnte, sondern es wird nötig, vor allem auch Ihre Sinne zu involvieren.

Gegenwärtig geht es erst einmal darum, in die Beobachterrolle zu schlüpfen. Dazu müssen Sie sich nicht mit gekreuzten Beinen auf eine Yogamatte setzen – sich selbst beim Denken zuzuschauen ist etwas, womit Sie jederzeit und überall beginnen können. Besonders gut funktioniert es allerdings morgens, wenn Sie erwachen. Sie werden erstaunt sein, wie unglaublich schnell Sie in gewohnte Gedankenmuster verfallen, kaum dass Sie die Augen geöffnet haben. Manchmal geht es sogar schon im Halbschlaf los, dass sich Sorgen und Ängste breitmachen und sich so auf Ihr Gemüt legen. Dann beginnen Sie den Tag zu planen, sehen vielleicht voraus, dass Ihnen wieder eine Rechnung ins Haus flattert, oder irgendeine schlimme Nachricht kommt, das Projekt scheitert oder irgendetwas anderes, das sofort, noch ehe Sie einen Fuß aus dem Bett gestellt haben, die Gefühlslage Ihres Tages und auch Ihre Handlungen bestimmt.

Um die Gedankenmuster zu enttarnen, die Ihnen Schwierigkeiten bereiten, ist es ratsam, sich ein kleines Gedankentagebuch anzulegen. Auch wiederum keine große Sache – das kann man auch per Smartphone erledigen, indem Sie die betreffenden Gedanken diktieren oder in Ihren Notizen speichern. Natürlich können Sie sich auch ein Buch zulegen, in das Sie alles hineinschreiben. Aber ich will an dieser Stelle davor warnen, daraus etwas zu machen, das Sie zu sehr in Beschlag nimmt oder zu viel Aufmerksamkeit bindet. Sie wissen ja schon, dass sich das, worauf wir uns konzentrieren, verstärkt, das bedeutet also auch, dass – wenn nun plötzlich alles um unsere Gedankenanalyse kreist, wir Gefahr laufen, uns darin zu verlieren. Dabei geht es in diesem ersten Schritt wirklich nur darum, zu beobachten und das auch bitte nur an maximal drei Tagen. Länger brauchen Sie nicht, um Ihren Gedanken auf die Schliche zu kommen.

Schreiben Sie bitte Gedanken, die immer wiederkehren auf und beobachten Sie dann:

- Auf welche Gedanken reagieren Sie mit einem mulmigen Gefühl?
- Wann zeigt sich Angst?
- Gibt es Gedanken, die immer wieder Ihre Stimmung beeinflussen?
- Nehmen Sie Gedanken von anderen Menschen leicht auf? Und wenn ja, welche?
- Welche positiven Gedanken denken Sie?

Legen Sie einfach einen Tag fest, an dem Sie mit dem Beobachten beginnen und lassen Sie es nicht in Stress ausarten, sondern machen Sie ein Spiel daraus. Kommen Sie sich auf die Schliche. Werden Sie zum Gedanken-Detektiv. Halten Sie das Brennglas auf alles, was Ihnen durch den Kopf schießt, und dann machen Sie sich einige Notizen.

An der Stelle sei gesagt, dass es zu dem schriftlichen Festhalten der Gedanken unterschiedliche Meinungen gibt. Ich kenne Kolleg*innen, die das ablehnen, weil der Fokus damit zu sehr auf diese negativen Denkmuster gelegt wird. Ich meinerseits halte es für vertretbar. Ich gehe sogar so weit, zu sagen, dass es hilfreich ist, mal schwarz auf weiß zu sehen, was man so denkt und vor allem durch die Beobachtung bemerkt, wie häufig man gedanklich auf destruktiven Wegen unterwegs ist.

Dasselbe, wie mit den Gedanken, machen Sie im Anschluss an die drei Tage mit Ihren inneren Bildern.

Wo da der Unterschied ist, werden Sie sich jetzt vielleicht fragen. Bei den Bildern sind Ihre Sinne aktiver. Sie sind meist eindringlicher und lassen sich leichter als angstauslösend identifizieren. Ich kann mich gut an die beschriebene Phase erinnern, als ich Angst hatte, mich in öffentlichen Gebäuden oder Verkehrsmitteln zu übergeben. Das war ein ganzer Film, der da in meinem Kopf ablief und natürlich relativ schnell auch die entsprechenden Symptome hervorrief. Heute erkenne ich die Anfänge des Films innerhalb von Bruchteilen von Sekunden und kann darauf reagieren. Natürlich vermischen sich Bilder und Gedanken, so wie sich auch Sinneseindrücke mit Bildern vermischen. Vertrauen Sie darauf, dass Ihnen der Unterschied beim Beobachten klar wird.

Zum Abschluss können Sie noch für sich herausfinden, ob es Gerüche, Geräusche oder taktile Wahrnehmungen gibt, auf die Sie mit Angst reagieren.

Sinn dieser Übung ist es, den Automatismus zu erkennen, der sich in Ihrem Kopf abspielt. Sie denken einen bestimmten Gedanken, nehmen durch Ihre Sinneskanäle etwas auf oder sehen ein Bild vor Ihrem inneren Auge und *zack* – schon kommt die Angst. Manchmal schleicht sie sich vielleicht auch langsam an. Aber wenn Sie Beobachter sind, dann stehen Sie gewissermaßen auf einem Berg und betrachten das ganze Schauspiel abgekoppelt aus der Distanz. Das ist anders, als wenn man mittendrin in der Situation steckt und den Wald vor lauter Bäumen nicht sieht. Sie schulen mit dieser Übung Ihre Aufmerksamkeit und Ihre Achtsamkeit – beides brauchen wir, wenn wir den Automatismus der Angst unterbrechen wollen.

Es gibt noch einen anderen Weg, der Ihnen dabei helfen kann, sich selbst besser zu verstehen beziehungsweise die Mechanismen und unterbewusst gesteuerten Vorgänge zu enttarnen. Ich will kurz ein paar Informationen darüber einschieben, weil es gerade für Menschen, die sich selbst überhaupt nicht vertrauen und darum Schwierigkeiten mit der Beobachtung ihrer Gedanken oder Sinneswahrnehmungen haben, eine gute Möglichkeit ist, die Denk- und Bewusstseinsschranke zu umgehen.

Kinesiologie

Vielleicht haben Sie den Begriff Kinesiologie schon einmal gehört. Sie wird in die Alternativmedizin eingeordnet und ist ein Diagnose- und Behandlungsverfahren, das auf der Annahme beruht, dass unsere Muskeln beziehungsweise die Spannung und Kraft der Muskeln Auskunft über Gesundheit, Krankheit und über im Unterbewusstsein angelegte Erinnerungen geben. Wie viele alternative Methoden wird auch die Kinesiologie von einigen Menschen kritisch gesehen, da ihre Wirkweise wissenschaftlich nicht belegbar ist. Jedenfalls nicht nach heutigen Kriterien. Vielleicht ändert sich das im Zuge der Faszienforschung, die gerade auf sehr eindrückliche Weise zeigt, wie die Faszien – also Gewebestrukturen – unseren gesamten Körper durchziehen; wie sie Ketten bilden und wie zum Beispiel eine Behandlung am Fuß Auswirkungen auf die Beweglichkeit der Halswirbelsäule oder der Augenmuskulatur hat.

Taucht man in diese – im wahrsten Sinne des Wortes – faszinierenden Strukturen ein, erscheint es plötzlich überhaupt nicht mehr abwegig, dass man per Muskeltest, den die Kinesiologie als Testinstrument einsetzt, etwas über den seelischen oder körperlichen Status quo eines Menschen erfährt. Koppelt man das mit dem Wissen über Embodiment (Verkörperung, oder die Ansicht, dass körperliche Empfindungen unsere Gefühle beeinflussen), dann ist es auch nicht mehr abwegig, anzunehmen, dass unsere Muskeln durch Spannung oder Entspannung auf Gedanken, Gefühle oder Sinneswahrnehmungen reagieren und ein erfahrener Kinesiologe das per Test belegen kann.

Ein einfaches Beispiel für die Kraft des Embodiment hat übrigens die wunderbare und leider viel zu früh verstorbene Managementtrainerin und Sachbuchautorin Vera F. Birkenbihl immer in einem ihrer Seminare vorgeführt. Es ist ein bisschen wie das, was ich Ihnen etwas weiter vorn im Buch über den Comic von Charlie Brown und seiner Haltung erzählt habe. Birkenbihl nutzte für ihre Darstellung des Embodiment einen Stift. Den klemmte sie zwischen ihre Zähne, und zwar so, dass er nicht zwischen den vorderen Zähnen, sondern so weit wie möglich hinten lag. Wenn Sie das mal ausprobieren, werden Sie merken, dass sich das zunächst seltsam anfühlt, doch nach einer kurzen Zeit passiert etwas sehr Bemerkenswertes. Sie werden fröhlich. Der Stift in Ihrem Mund aktiviert nämlich genau jene Muskeln, die wir auch beim Lachen oder Lächeln benutzen. Und da unser Gehirn nicht unterscheiden kann, ob Sie jetzt wirklich Lachen oder einen Stift zwischen den Zähnen halten, schüttet es Glückshormone aus. Behalten Sie diese Übung im Hinterkopf, denn sie zeigt, welche Mechanismen wir für die Begegnung mit der Angst nutzen.

Zurück zu Kinesiologie. Ein erfahrener Kinesiologe kann Ihnen zum Beispiel dabei helfen, mithilfe des Muskeltests angstauslösende Gedanken zu identifizieren oder den Sekundärnutzen Ihrer Angst aufzuspüren, den man allein durch Überlegen oder Nachdenken selten findet. Das liegt daran, dass der Gewinn, den Sie aus der Angst ziehen, vielleicht mit einem Erlebnis oder einer Erfahrung verknüpft ist, die Ihre Psyche, um Sie zu schützen, abgespalten hat. Sie können sich daran nicht mehr erinnern und trotzdem steuert diese Erfahrung möglicherweise Ihren Alltag. Erinnern Sie sich an das Bild mit dem Theater und dem Regiestuhl? Irgendwann haben Sie das Drehbuch aus der Hand gegeben und die Kinesiologie kann Ihnen dabei helfen, es zurückzuholen. Ich persönlich empfinde die Kinesiologie als eine große Bereicherung meiner Arbeit und setze sie stets ergänzend ein, wenn andere Wege nicht zielführend sind.

Die nächsten Schritte aus der Angst

> *„Die Angst ist der ewige Mitwanderer der Unwahrheit."*
> *(William Shakespeare)*

Kehren wir nach diesem kleinen Abstecher nun zurück zu dem, was Sie selbst tun können. Da wäre zunächst meine Empfehlung, dass Sie sich einen speziellen „Raus-aus-der-Angst-Kalender" zulegen. Das kann ein Ausdruck von einem Jahreskalender auf DIN A4 oder A3 sein, das reicht vollkommen aus. Sie können sich natürlich auch einen schönen Kalender kaufen – schließlich geht es ja darum, ein neues Kapitel Ihres Lebens aufzuschlagen, und das kann man schon mal feiern. Sie können aber auch Ihren Online-Kalender nutzen.

Den Kalender empfehle ich, weil es im Folgenden überwiegend darum geht, alte Muster zu „verlernen", indem Sie sich neue, bessere Muster aneignen. Ich habe es bereits erwähnt: Ungefähr 66 Tage braucht unser Gehirn, um eine neue Gewohnheit, und dazu zählen auch Gedankenmuster, in einen Automatismus zu verwandeln. Um das Gehirn dabei zu unterstützen, vermerken Sie jeden Tag, an dem es Ihnen gelungen ist, Ihr Vorhaben umzusetzen oder an dem Sie einen Schritt gemacht haben, der in diesem Zusammenhang bedeutsam ist. Machen Sie einen Punkt, malen Sie ein Herz oder markieren Sie es auf Ihre Weise.

Zeigen Sie sich, dass Sie dranbleiben. Und denken Sie dabei nicht, dass Sie 66 Tage „schaffen müssen". Sie müssen überhaupt nichts. Aber es steht Ihnen frei, sich jeden Morgen aufs Neue dafür zu entscheiden, diese neue Gewohnheit anzunehmen. Diese Vorgehensweise hat sich bei Menschen bewährt, die alkoholabhängig waren. Sich eben nicht zu sagen, dass man jetzt sein ganzes Leben lang trocken bleiben muss, sondern sich aktiv jeden Tag, jede Stunde, Minute oder Sekunde, die kommt, gegen das erste Glas zu entscheiden. Das Prinzip, das dahintersteckt, ist simpel: Es kostet unglaublich viel Kraft, ein ganzes Leben im Voraus zu planen. Die meisten scheitern schon an einer Woche. Wir sehen das unter anderem daran, wie verzögert wir als Gesellschaft auf die Herausforderungen antworten, die der Klimawandel mit sich bringt. Etwas, das in der fernen Zukunft liegt, spornt uns nicht so sehr zum Handeln an wie die konkrete Aufgabe, die wir jetzt erledigen können.

Also ist es sinnvoll, bei allem, bei dem Durchhaltevermögen gefragt ist, die Aufgabe auf die Einheiten herunterzubrechen, die einem liegen und sich exakt für diesen Zeitraum etwas vorzunehmen, etwas zu tun oder eben auch nicht zu tun.

Wenn Sie dann am Ende einer Woche die Punkte, Herzen oder Blumen in Ihrem Kalender sehen, wird Sie das motivieren, weiterzumachen. Sie können sich auch am Ende der Woche mit einem Geschenk belohnen. Wie auch immer Sie es machen, es wird Ihnen helfen, bei der Stange zu bleiben. Das Konzept, den Blick auf die Erfolge zu lenken, stammt aus der Positiven Psychologie. Wir werden später noch einmal darauf zurückkommen, wenn es um die konkrete Visualisierung und Umsetzung Ihrer Ziele geht.

Doch bevor wir beginnen, mit den aufgeschriebenen Gedanken, Sinneseindrücken und Bildern zu arbeiten, möchte ich Ihnen im folgenden Kapitel noch ein paar Werkzeuge an die Hand geben, die Sie nutzen können, solange die Angst noch auftaucht und Ihnen den Atem raubt. Es ist quasi ein Notfallkoffer, den Sie immer dabeihaben sollten. Die Anleitungen oder Übungen sind noch kein Programm gegen die Angst, aber es sind Maßnahmen, die Sie aus dem Angstkarussell herausholen und Ihnen wenigstens für eine kurze Zeit die Möglichkeit geben, das Muster zu unterbrechen. Die Angst wird damit nicht ausgelöscht, sie wird trotz eines Erfolges wiederkommen. Es geht also nur darum, für den Worst Case gerüstet zu sein.

Notfallkoffer für Angstmomente

> *„Nicht, weil es schwer ist, wagen wir es nicht,*
> *sondern weil wir es nicht wagen, ist es schwer."*
> (Lucius Annaeus Seneca)

Ich gehe mal davon aus, dass Sie selbst schon bemerkt haben, dass jede Art der Verdrängung das Problem nicht löst, sondern eher verschärft. Natürlich können wir versuchen, uns von der Angst abzulenken, doch damit sichern wir uns allenfalls einen kleinen Zeitaufschub. Darum lautet, auch wenn es für Sie wahrscheinlich in so einer Situation völlig absurd klingt, der erste Hinweis:

Die Angst neu verknüpfen

In der Psychologie nennt man diese Technik Extinktion. Es geht darum, umzulernen, Ihr Gehirn in der Situation, in der Sie normalerweise Angst bekommen, auf einen anderen Pfad zu lenken. Dazu nimmt der oder die Betroffene zunächst wahr, dass von der Angstsituation, die er oder sie kreiert hat, nicht wirklich eine Gefahr ausgeht. Diese Technik ist vor allem auch bei Phobien wirksam, denn im zweiten Schritt wird die Situation oder das Bild neu verschaltet, sodass es keine Angst auslösen kann.

Ein Beispiel, wie das funktioniert: Ich war eine Zeit lang auf Lesungen mit Angstzuständen konfrontiert. Sie waren nicht so dramatisch, dass ich überhaupt nicht lesen konnte, aber sie beeinflussten mich auf eine mir unangenehme Weise. Es gab in einem meiner Bücher eine Stelle, die enorm wichtig für die Gesamtaussage war, die ich also unbedingt vorlesen wollte. Gleichzeitig war es genau die Stelle, die mir immer wieder die Tränen in die Augen trieb, weil mich das, was ich darin beschreibe, zutiefst berührte. Weinen wollte ich aber nicht und je mehr ich mich davor fürchtete, umso öfter verhaspelte ich mich beim Lesen, fing an zu schwitzen, hatte Herzrasen, die Stimme brach und am Ende kamen die Tränen dann erst recht. Meine Lösung war, dass ich mir ein kleines Schild malte, auf dem „Heul doch!" stand. Ich stellte es bei den Lesungen so auf, dass nur ich die Schrift sehen konnte. Es symbolisierte für mich, dass es doch eigentlich kein Problem ist, emotional berührt zu sein. Zumal mir niemand aus dem Publikum meine Tränen jemals übel nahm. Im Gegenteil. Trotzdem war es souveräner, die Emotionen zu kontrollieren und damit in der Lage zu sein, sachlich mit dem Publikum ins Gespräch zu kommen (und gleichzeitig Gefühle zulassen zu können).

Aber es geschah noch etwas anderes. Beim Blick auf das Schild musste ich zwangsläufig innerlich lächeln, weil mich dieses „Heul doch!" an meine Hochzeit erinnerte, bei der es ein Running Gag war, weil so viele Leute bei der Rede geweint haben. Und da ich mit meinem Mann auch viele Jahre nach der Hochzeit immer noch glücklich bin, also auch diese Hochzeit in meinen Gedanken positiv besetzt ist, hat die gute Erinnerung die Angst quasi übermalt. An der Stelle sei an die Geschichte mit dem Mantra von Helge Timmerberg erinnert. Nicht die Angst zu unterdrücken oder auszulöschen, ist das Ziel, sondern mit ihr umzugehen. Den Mut in ihr zu finden und zu akzeptieren, dass sie eigentlich kein Gegner ist, sondern ein Freund.

Was ich mir mit meinem Schild zunutze gemacht habe, ist die Fähigkeit unseres Gehirns, andere neuronale Verknüpfungen zu nutzen oder sie auszubauen, indem ich den Fokus verschiebe.

Sie kennen sicher die Geschichte mit den zwei Wölfen. Sie wurde schon unzählige Male zitiert, vielleicht verdrehen Sie bereits die Augen, wenn ich sie ankündige, aber es gibt meines Erachtens einfach keine bessere, die die Sache mit dem Fokus so auf den Punkt bringt. Überspringen Sie einfach den nächsten Absatz, wenn Sie wissen, worum es geht.

Die Geschichte ist überliefert, angeblich hat sie ein weiser Indianer seinem Enkel erzählt, als sie gemeinsam am Feuer saßen. Er sprach: „Weißt du, mein Kind, in jedem von uns wohnen zwei Wölfe, die kämpfen. Einer ist böse. Er ist der Zorn, der Neid, die Eifersucht, der Schmerz, die Sorgen, die Gier, die Arroganz, das Selbstmitleid, die Schuld, die Vorurteile, die Lügen, der falsche Stolz. Der andere ist gut. Er ist die Freude, die Hoffnung, der Friede, die Liebe, die Heiterkeit, die Demut, die Güte, das Wohlwollen, das Mitgefühl, die Aufrichtigkeit, die Zuneigung und der Glaube. Der Enkel dachte eine Weile nach, dann fragte er seinen Großvater: „Welcher der beiden Wölfe gewinnt den Kampf?" Und der Großvater antwortete: „Der, den du fütterst."

Diese kleine Geschichte ist eine wunderbare Metapher für die Arbeitsweise unseres Gehirns. Sie bauen immer das aus, worauf Sie Ihre Aufmerksamkeit richten. Diese Erkenntnis ist für unseren weiteren Weg sehr bedeutsam. Sie ist das Gerüst für die das, was Sie in den nächsten Wochen tun werden, wenn Sie diesen Weg gehen wollen.

Es geht also bei dieser Technik darum, das Bild, den Gedanken, sprich: den Auslöser Ihrer Angst neu zu verknüpfen und den Fokus darauf zu richten. Suchen Sie in Ihrem Gedächtnis nach positiv verknüpften Bildern und schieben Sie diese vor die anderen. Und bitte, werfen Sie nicht das Handtuch, wenn es nicht gleich funktioniert. Geben Sie sich und Ihrem Gehirn Zeit, diese neue Verknüpfung auf einer tiefen Ebene zu verinnerlichen.

Die Angst wahrnehmen und „durchfühlen"

Es ist natürlich auch möglich, die Angst zuzulassen. Sie zu fühlen und sich in diesem Moment zu fragen, was nach der Angst kommt. Stellen Sie sich vor, Ihre Angst ist ein tiefer Wald durch den Sie gehen. Und während Sie sich durch das Geäst kämpfen, fragen Sie sich: „Was kommt danach?" Was passiert, wenn Sie die Angst „durchgefühlt" haben? Was ist, wenn Sie diese Gefühlsschicht durchdrungen haben?

Oft tauchen hinter der Angst Traurigkeit oder Wut auf. Und auch diese können Sie durchfühlen. Gehen Sie immer weiter und fragen Sie: „Was kommt danach?" Gefühle wollen gesehen, wollen anerkannt werden. Sie sind unsere „Inneren Kinder".

Die Beobachterrolle einzunehmen ist ein überaus wichtiges Werkzeug. Das gilt nicht nur für die Gedankenanalyse, sondern auch für akute Angstsituationen.

Beobachten Sie, was mit Ihnen geschieht. Nehmen Sie wahr, wie Ihr Herz schlägt und der Puls rast. Um es mal ein bisschen herausfordernd zu sagen: Seien Sie dankbar, dass Ihr Körper so gut reagieren kann. Er ist vital und gesund. Alles, was Sie spüren, sind Symptome, die nicht durch eine Krankheit ausgelöst werden, sondern durch Angstgedanken. Denn die Situation, in der Sie sich befinden, wird in den allermeisten Fällen nicht wirklich gefährlich sein.

Die Angst bewusst durchzufühlen ist übrigens auch eine gute Methode, um möglichen Verdrängungen entgegenzuwirken: Dadurch, dass Sie die Angst bewusst wahrnehmen und spüren, bleibt die Verdrängung aus. Sie können die Angst anschauen und Sie in Ruhe verarbeiten. Falls nach einer Weile keine Traurigkeit, Wut oder andere Gefühle mehr auftauchen, kann es sein, dass auch die Angst nach und nach verschwinden wird. Sobald der Kelch ausgetrunken ist, ist er leer. Sobald der Wald durchquert wurde, strahlt die Sonne. So verhält es sich oftmals auch mit unseren Gefühlen.

Für diese Technik braucht es unbedingt einen geschützten Rahmen und am besten jemanden, der Sie dabei liebevoll unterstützt. Lassen Sie sich halten und wissen Sie, dass seinen Gefühlen zu begegnen, sehr viel Mut und Offenheit erfordert. Dazu sind wir nicht in allen Phasen unseres Lebens bereit. Seien Sie deshalb achtsam mit sich und überfordern Sie sich nicht.

Analysieren Sie die Situation und verändern Sie das Bild

Machen Sie sich bewusst, dass von der Situation, in der Sie sich befinden, keine wirkliche Gefahr ausgeht. Die meisten Situationen fühlen sich nur deshalb bedrohlich an, weil Ihre Gedanken sie zu einer bedrohlichen Situation aufputschen.

Wir sind uns natürlich darin einig, dass es auch genug Konstellationen gibt, in denen Angst zu haben, vollkommen berechtigt und auch notwendig ist. Diese Situationen klammere ich hier mal aus. Wenn Sie jedoch in einer U-Bahn stehen und Angst davor haben, sich zu übergeben, dann besteht, rein sachlich gesehen, nicht wirklich eine Gefahr. Selbst, wenn Sie sich übergeben müssten, passiert Ihnen nichts. Dass das unangenehm wäre, ist eine andere Frage. Aber es ist keine Gefahr. Und darum geht es: zu erkennen, dass Sie die Gefahr selbst heraufbeschwören. Das ist keine Wertung, aber es ist eben ein Fakt und gleichzeitig steckt darin die gute Nachricht, dass Sie diesen Zustand auch verändern können.

Machen Sie zum Beispiel, wenn Sie zu Hause sind, folgende Übung: Stellen Sie sich die „Und was wäre dann?"-Frage. Bleiben wir doch gleich bei dem Beispiel mit der Angst vor dem Erbrechen. Was wäre, wenn Sie sich in der U-Bahn übergeben würden? Es wäre Ihnen unangenehm. Manche der Mitfahrenden würden denken, dass Sie vielleicht betrunken sind. Manche würden sich vor Ihrem Erbrochenen ekeln. Und was wäre dann? Sie würden vielleicht aussteigen. Spätestens an der Stelle wäre die Situation auch zu Ende und ausgestanden.

Das einzige, was dann noch passiert, spielt sich ausschließlich in Ihrem Kopf ab. Sie sehen sich vielleicht, wie Sie geschlagen oder wüst beschimpft werden. Und was wäre dann? Sie ziehen sich zurück von der Welt, gehen nicht mehr raus, bleiben zu Hause. Und was wäre dann? Sie würden Ihre Arbeit verlieren. Und was wäre dann? Sie würden irgendwann verhungern oder verdursten, weil Sie sich auch keine Lebensmittel mehr kaufen. Und was wäre dann? Sie würden sterben. Ende.

Ich habe die Übung schon mit vielen Klienten gemacht und sie endete stets damit, dass irgendwann ein Lächeln über das Gesicht der oder des Betroffenen huschte und ein „Ja, aber" kam. Bei der Was-wäre-wenn-Technik erinnern sich die meisten Menschen an ihre inneren Ressourcen. An Ereignisse oder Erfahrungen, bei denen sie ihren Mann oder ihre Frau gestanden und eine Krise oder eine herausfordernde Situation gemeistert haben.

Und genau darum geht es. Diese Bilder und Erinnerungen, die in solchen Momenten auftauchen, sind der Goldschatz, den wir suchen. Vielleicht ein Moment, in dem Sie ganz entspannt in der U-Bahn gestanden haben. Vielleicht ein Augenblick, indem Sie Ihre Angst überwunden haben. Sie wissen es am besten und Sie finden diese Bilder, da bin ich sicher. Die Kunst besteht nun zukünftig darin, nicht die Schleife zu drehen, die Sie schon kennen, sondern jene Bilder zu kräftigen, in denen Sie die Heldin oder der Held sind, sprich, die Situation gemeistert haben. Das zu üben, ähnelt einem Muskeltraining. Sie können es mit der Stopp-Technik verknüpfen. Immer, wenn angstauslösende Gedanken auftauchen, setzen Sie Ihnen ein „Stopp" entgegen und lenken die Gedanken auf die anderen Bilder um.

Das ist ein bisschen so, wie das Phänomen mit dem Ohrwurm. Sie hören irgendwo ein Lied und plötzlich will es Ihnen nicht mehr aus dem Kopf gehen. Was können Sie dagegen unternehmen? Vehement an ein anderes Lied denken, ohne sich davon abbringen zu lassen. Das wird nicht gleich auf Anhieb klappen, aber nach dem zweiten oder dritten Anlauf sind Sie den Ohrwurm los.

Dasselbe passiert, wenn Sie die Bilder in Ihrem Kopf austauschen. Ich möchte an dieser Stelle auf die Arbeit von Klaus Bernhardt (2016) verweisen. Er geht noch weiter und empfiehlt, zu analysieren, auf welcher Kopfseite die destruktiven und die guten Bilder entstehen. Nach seinen Beobachtungen gelingt es den meisten Betroffenen, das zu unterscheiden und dann die „schlechten" Bilder auf die „gute" Seite zu schieben. Ich werde später noch einmal darauf eingehen. Sie können es aber jetzt schon ausprobieren und denken Sie dabei daran, dass auch bei dieser Übung noch kein Meister vom Himmel gefallen ist. Sicher brauchen Sie ein paar Anläufe, um die Konzentration aufrechtzuerhalten.

Bewegung hilft

Haben Sie einen Hund? Wenn ja, dann kennen Sie sicher das Phänomen der sogenannten „Übersprunghandlung". Wenn Hunde in eine Situation geraten, die ihnen nicht behagt, dann reagieren sie darauf mit gähnen, schütteln, bellen oder indem sie sich plötzlich im Kreis drehen. Manche Hunde strecken sich auch oder lecken permanent ihre Schnauze. All das tun sie, um sich zu entspannen.

Nun drehen wir uns selten im Kreis, wenn wir ängstlich sind, aber unser Körper handelt in Stresssituationen von sich aus auf vergleichbare Weise: Er veranlasst ein Muskelzittern, das aktiv dabei hilft, Stresshormone abzubauen.

Bewegung – wie auch immer sie ausgeführt wird, unterstützt auf jeden Fall dabei, zu entstressen und damit auch die Angst zu unterbrechen. Da reicht es manchmal schon, einen Kaugummi zu kauen oder mit den Füßen zu wippen. Besser ist allerdings, umherzugehen, auf der Stelle zu hüpfen, zu tanzen oder Arme und Beine auszuschütteln. Das geht natürlich nicht in jeder Situation, darum ist es von Vorteil, wenn Sie für sich eine kleine Bewegung finden, die für Sie auch angemessen ist, wenn andere dabei sind. Es geht nur darum, den Körper dabei zu unterstützen, die Stresshormone wieder zu reduzieren. Hätte Angela Merkel die Möglichkeit gehabt, bei der Militärparade ein paar Schritte zu gehen, wären ihre Symptome mit Sicherheit wieder verschwunden oder zumindest deutlich abgeklungen.

Ich werde dem Sport noch ein eigenes Kapitel widmen, weil ich die Erfahrung gemacht habe, dass Sport und Bewegung ohnehin ein sehr heilsames Werkzeug für angstgeplagte Menschen sind.

Rechnen, Buchstabieren, Zählen, Atemtechnik, STOPP

Neben den benannten Möglichkeiten gibt es noch ein paar andere Wege, einen akuten Angstanfall zumindest zu unterbrechen. Wie die Angst selbst, so ist es auch eine sehr individuelle Sache, welche Technik wirkt und welche nicht. Der eine kann mit einem klaren STOPP, welches er entweder mehrfach hintereinander denkt, den Kreislauf unterbrechen, für andere Betroffene reicht das nicht aus. Ich persönlich habe mit STOPP gute Erfahrungen gemacht. Ich stelle mir dazu ein Stoppschild vor, das direkt vor meiner Nase steht und spreche, wenn es möglich ist, das Wort auch laut aus. Bei mir geht es meist darum, das angstauslösende Gedankenmuster rechtzeitig zu unterbinden, und da ist STOPP zu sagen oder zu denken, oft ausreichend, wobei ich dann andere Übungen anschließe.

Atemübungen helfen mir zum Beispiel gar nicht, aber ich weiß, dass sie für andere die passende Lösung sind. Ziel ist, aus der Kurzatmigkeit, die eine Angstattacke mit sich bringt, herauszukommen oder sogar ein Hyperventilieren zu verhindern. Das schafft man, in dem man bewusst langsam in den Bauch einatmet, dabei bis vier zählt, die Luft anhält, während man wieder bis vier zählt und dann so lange wie möglich ausatmet. Manchen hilft allein die Konzentration, die diese Übung erfordert, schon dabei, Stress abzubauen. Andere sind allerdings während einer Angstattacke überhaupt nicht in der Lage, nach diesem Muster zu atmen. Man muss es ausprobieren, seinen ganz eigenen Weg finden. Denn wie schon geschrieben: Auch wenn es uns nicht gefällt, ja manchmal auch gar nicht so bewusst ist, so sind wir trotzdem diejenigen, die die Veränderungen in der Hand haben. Und wir sollten uns vergegenwärtigen, dass wir das mächtigste Werkzeug der Welt besitzen, das uns bei dieser Veränderung unterstützt: einen Supercomputer, der vielleicht nicht gegen einen Schachcomputer gewinnt, in Sachen Angst aber ganz weit vorn liegt.

Dauerhafte Veränderungen einleiten – noch ein paar Worte vorab

„Angst sieht Wände, wo Wege sind."
(Manfred Hinrich)

Für die meisten Menschen ist bei einer Angststörung oder bei Panikattacken eine Psychotherapie, eine Psychoanalyse oder eine verwandte Form das Mittel der Wahl. Allerdings rücken neben diesen, auf Langfristigkeit ausgelegten Behandlungen, immer öfter jene Techniken in den Fokus, die die Psyche beziehungsweise die Analyse derselben fast ganz außer Acht lassen und stattdessen auf die Fähigkeiten unseres Gehirns setzen, neue neuronale Verknüpfungen zu schaffen. Wobei man ehrlicherweise erwähnen sollte, dass auch diese Techniken, ob sie nun NLP (Neurolinguistisches Programmieren) oder Coaching heißen, ihren Ursprung in psychotherapeutischen Behandlungsformen und Methoden haben. So fließen in das NLP beispielsweise gestalttherapeutische Ansätze ebenso ein, wie Hypnosetherapie und Familientherapie.

Wenn Sie die Entwicklungen rund um die Behandlung von Ängsten, Angststörungen, Panikattacken und Phobien in den letzten Jahren ein bisschen verfolgt haben, wird Ihnen aufgefallen sein, dass die einzelnen Behandlungsmethoden sehr kontrovers diskutiert werden. Es gibt Behandler, wie zum Beispiel Klaus Bernhardt, der mit seiner Zehn-Satz-Methode, die auf der „Umprogrammierung" des Gehirns beruht, seinen Angaben nach, sehr gute Erfolge erzielt. Im Grunde nutzt er altbewährte NLP-Techniken. Das sehen viele kritisch, denn NLP ist, seit es Ende der 90-er Jahre einen regelrechten Boom erlebte und NLP-Gurus und Jünger wie Pilze aus dem Boden schossen und vieles äußerst unkritisch auf den Markt geworfen wurde, in Verruf geraten.

Meiner Ansicht nach in Teilen zurecht, denn Etliches von dem, was sich bis heute gehalten hat, auch wenn es vielleicht nicht mehr NLP genannt wird, muss sich die Kritik gefallen lassen, dass in den Seminaren, an denen teilweise 100 bis

500 Menschen oder mehr teilnehmen, die Situation des Einzelnen keine Rolle spielt. Da wird ein Programm abgespult. Das ist in etwa so, als würde ein Arzt allen, die in einer Woche zu ihm kommen, Aspirin verschreiben, ohne sich die einzelnen Krankengeschichten anzuhören. Vielleicht hilft er nach dem Gießkannenprinzip einigen damit, weil diese Patienten zufällig genau dieses Medikament benötigen. Bei anderen wird sich überhaupt nichts tun und sie werden vielleicht denken, dass sie selbst dafür verantwortlich sind, dass die Tabletten nicht wirken. Bei der letzten Gruppe richtet das Medikament möglicherweise sogar Schaden an.

NLP-Techniken beim Einzelnen angewandt, nachdem man seine Geschichte kennt und abgewogen hat, ob das der richtige Weg ist – dagegen ist überhaupt nichts einzuwenden, zeigt uns doch die moderne Gehirnforschung, dass eine „Umprogrammierung" möglich ist. Problematisch wird es erst dann wieder, wenn haltlose Versprechungen gemacht werden. Natürlich gibt es Fälle, bei denen eine Phobie mit einer geeigneten Technik innerhalb kürzester Zeit verschwunden ist. Ob das die Regel ist, bezweifle ich jedoch.

Viele Betroffene hält das leider nicht davon ab, von einem Masterseminar zum nächsten zu laufen, immer mit der Hoffnung im Gepäck, dass der Vortragende den Zauberschlüssel hat. Und da viele genau das versprechen, entstehen bei manchen Menschen regelrechte Trauma-Karrieren. Sie sind absolute Experten für ihr Problem, kennen sämtliche Techniken, die hilfreich wären, aus dem Effeff, lernen immer wieder etwas Neues dazu, schaffen es aber nicht, dieser entstandenen Abhängigkeit zu entfliehen, das Problem endlich anzugehen und bleiben so auf ihrer Heldenreise stecken. Das kann man den Coaches oder NLP-Trainern nicht zum Vorwurf machen und doch bedienen sie oft genau dieses Verhalten. Man könnte auch sagen: Viele leben davon.

Was ich in dem Falle raten kann, ist, nach einer gewissen Zeit (drei Monate bis zu einem halben Jahr) zu hinterfragen, ob sich wirklich irgendetwas verändert hat. Ist die Angst weniger geworden? Trauen Sie sich mehr zu? Gehen Sie gestärkt aus den Stunden heraus? Hat sich Ihr Leben zum Positiven gewandelt? Falls nicht, dann wechseln Sie den Coach, Trainer oder die Methode. Sie würden auch nicht auf die Idee kommen, mit einem gebrochenen Bein über

Monate hinweg immer wieder zum selben Arzt zu humpeln, nur um festzustellen, dass dieser an dem Zustand Ihres Beines überhaupt nichts verändert.

Aber ganz unabhängig davon: Für viele Menschen fühlt es sich einfach fremd, ja für manche sogar falsch an, wenn sie hören, dass – um das Beispiel noch mal aufzugreifen – eine gedankliche Verschiebung von Sätzen von der einen auf die andere Kopfseite oder das tägliche Visualisieren von Gesundheit oder anderen Zielen schon die Lösung sein soll. Das ist doch sicher Humbug. Sie können kaum glauben, dass ein paar Übungen bei einem Problem helfen soll, das sie vielleicht schon über Jahre fest im Griff hatte und das ihr Leben so massiv eingeschränkt hat. Das wäre ja dann sozusagen wie ein Offenbarungseid oder ein Schuldeingeständnis sich selbst gegenüber – dass man es nicht geschafft hat, das Problem zu lösen, wo es doch „so einfach" ist.

Grundsätzlich hat es für einige Menschen einen unangenehmen Beigeschmack, wenn die Rede von Coaching und nicht von Therapie ist. „Coaching, das kann doch nichts sein. Das lernen die Leute doch an einem Wochenende und dann meinen sie, dass sie andere behandeln können." So oder ähnlich habe ich es schon einige Male gehört. Auch wenn die Sprache auf die neuronalen Veränderungen kommt, scheuen einige und meinen, dass das doch Manipulation sei und wittern sofort den großen Bluff.

Und gerade weil die Menschen, besonders wenn es um ihr eigenes Wohl geht, ganz unterschiedliche Erfahrungen gesammelt haben, einfach auch ganz unterschiedlich aufgestellt sind, finde ich es so wichtig, individuelle Lösungen für jeden Einzelnen zu finden.

Um herauszufinden, was wirklich zu Ihnen passt, können Sie auch einen kinesiologischen Test machen lassen. Er wird neben Ihren eigenen Überlegungen Aufschluss darüber geben, was Ihr Körper braucht und welche Methode für Sie am besten geeignet ist.

Was ich Ihnen hier vermittle, sind Methoden und Ansätze, von denen ich überzeugt bin und die vielen meiner Klienten schon geholfen haben. Für einige war es wichtig, die Gründe ihrer Angst auf einer tiefen Ebene zu ergründen und zu verstehen. Sie wollten die Quelle Ihres So-seins entdecken. Andere waren glücklich, wenn sie schnell zu einer Lösung kamen, die sie in ihren Alltag integrieren konnten, ohne die Vergangenheit zu wälzen. Wofür Sie sich am Ende entscheiden, das liegt ganz bei Ihnen. Wenn Sie jedoch spüren, dass Ihnen der Weg, den Sie gewählt haben, keine Erleichterung verschafft, dann verlassen Sie ihn bitte.

Unterm Strich ist es so, dass wir nie auslernen. Dass wir, wenn wir eine Schicht abtragen, vielleicht auf eine neue stoßen, die dann auch angeschaut werden will. Das ist manchmal anstrengend, kräftezehrend und mühsam, aber eben auch unglaublich faszinierend, weil wir – je besser wir uns kennen, umso authentischer sein können. Lassen Sie uns aufbrechen.

Ziele finden, oder:
Wo wollen Sie hin?

„Der Langsamste, der sein Ziel nicht aus den Augen verliert, geht noch immer geschwinder, als jener, der ohne Ziel umherirrt."
(Gotthold Ephraim Lessing)

Eigentlich könnte ich über das nun Folgende ein eigenes Buch schreiben. Denn obwohl es hier ja vordergründig um die Angst geht und darum, sie wieder beherrschbar zu machen, betrifft dieses Thema eigentlich jeden Menschen und so bleibt es auch von Bedeutung, wenn Sie Ihre Angst in ihre Schranken gewiesen haben.

Sich die Frage zu beantworten, wo man momentan steht und wo man eigentlich hinwill, bleibt wohl ein Leben lang eine Herausforderung. Es würde nicht so viele Coaches, Trainer*innen, Speaker*innen und Selbsthilfeliteratur geben, wäre es nicht stets aufs Neue eine Hürde, mit einem Ziel über den eigenen Tellerrand zu schauen, die Komfortzone zu verlassen und über sich hinauszuwachsen. Für angstgeplagte Menschen ist diese Hürde allerdings deutlich höher als für Menschen, die mit einem beherrschbar ausgeprägten Angstgefühl ausgestattet sind.

Das dominierende Gefühl, das viele von Ängsten heimgesuchte Betroffene beschrieben, ist, von der Angst „gefangen" zu sein. Quasi in einem Gefängnis zu sitzen, aus dem es keinen Ausweg gibt. Wenn ich dann frage, wie sie sich ihr Leben vorstellen, wenn die Angst nicht mehr vorhanden ist, sie also frei wären, kommt oft nur ein Schulterzucken. Wie es außerhalb der Gefängnismauern aussieht, ist vielen nicht klar. Sie wollen zwar ihre Angst gern loswerden, haben aber gleichzeitig Angst vor dem Zustand danach. Dass das ein Teufelskreis ist, muss ich Ihnen nicht erklären. Da beißt sich die Katze sozusagen in den Schwanz und die von Angst geplagte Person sitzt weiter in der Angstfalle fest. Auf der anderen Seite macht es deutlich, wie schwierig es für Menschen mit

Angststörungen ist, denn es gilt nicht nur die eigene Komfortzone zu verlassen, sondern gleichzeitig auch, die Angstbarriere zu durchbrechen.

Was es also braucht, ist sowohl eine gute Exit-, als auch eine gute Nach-Exit-Strategie. Es muss klar sein, wo es hingeht, damit die Energie darauf gerichtet werden kann. Denken Sie an die zwei Wölfe und daran, welcher gewinnt, wenn man ihn füttert. Und vielleicht hilft Ihnen auch dieses Bild: Es wird notwendig sein, dass Sie mit dem Kopf durch Ihre Angstwand gehen. So ein Raum hat aber immer vier Wände und es wäre gut zu wissen, was hinter jener Wand kommen soll, die Sie durchbrechen.

Sicher kennen Sie das Zitat von Seneca: „Wenn man nicht weiß, welchen Hafen man ansteuert, ist kein Wind günstig."

Einige Methoden, um loszusegeln, also aus Ihrer Angst herauszukommen, haben Sie bereits kennengelernt. Sie sind quasi Ihr Wind. Nun müssen Sie aber auch wissen, wohin der sie bringen soll, sonst dümpeln Sie ziellos irgendwo herum und die Angst hat leichtes Spiel damit, Sie wieder einzufangen. Es ist wichtig, dass Sie sich immer bewusst machen, dass hinter der Angst eigentlich etwas anderes steckt, als die Angst selbst. Sie ist nur Symptom oder Ausdruck eines Problems oder einer Herausforderung, der Sie sich bisher nicht gestellt haben. Dieser Aspekt wird im Kapitel, in dem es um das Innere Kind geht, noch deutlicher. Zunächst einmal so viel: Das, was Sie mit Ihrer Angst dominieren, beziehungsweise überdecken, kann eine unglückliche Partnerschaft, ein nicht geklärter Konflikt, ein verdrängtes Trauma, ein unbefriedigender Job oder ein persönlicher Wachstumsschritt sein, den Sie verweigern. Und bitte, verstehen Sie das nicht falsch. Ich weiß, dass an dieser Stelle oft Unmut auftaucht, und manchmal habe ich es im Coaching auch schon erlebt, dass der Klient oder die Klientin wütend wurden, weil ich ihm oder ihr „die Schuld für seine/ihre Angst geben würde".

Nein, das tue ich nicht. Es geht hier überhaupt nicht um die Frage nach der Schuld. Die ist völlig fehl am Platz. Angst ist jedoch Ihre unbewusst ausgewählte Strategie. Sie hilft Ihnen dabei, etwas anderes vor Ihnen zu verbergen oder es weniger wichtig erscheinen zu lassen. Andere Menschen haben andere Strategien. Der eine trinkt, der andere lenkt sich mit permanenter Selbstoptimierung ab. Das eine ist nicht besser, schlimmer oder schlechter als das andere – in der Summe sind es Vermeidungsstrategien. Es sind Steine, die wir uns selbst in den Weg legen. Felsbrocken könnte man sagen und davon ist niemand frei.

Also machen wir uns im Folgenden keine Vorwürfe, sondern nutzen lieber den Mechanismus der Fokussierung, in dem wir die Aufmerksamkeit weg von der Angst, auf das Ziel verschieben. Und dieses Ziel sollte nicht „frei von Angst sein" heißen. Das wäre zu wenig. Außerdem gehe ich mal davon aus, dass das schon die ganze Zeit als Vorhaben oder Wunsch im Raum stand. Bleibt die Frage, warum Sie es bisher noch nicht erreicht haben. Die Antwort lautet: weil diese Formulierung viel zu unkonkret, zu ungenau, zu wenig fassbar für Ihr Gehirn und Ihr Unterbewusstsein ist. Außerdem löst sie offensichtlich keinen Begeisterungssturm in Ihnen aus, auch wenn Sie mir da vielleicht vehement widersprechen.

Unternehmen wir noch einmal einen kleinen Ausflug in die Neurobiologie, um zu verstehen, warum es so wichtig ist, dass das, was wir uns vornehmen, das, was wir lernen wollen, unbedingt von Freude, Leidenschaft und Begeisterung getragen sein muss. Es muss Sie buchstäblich vom Hocker hauen, damit die alten Programme überlagert werden. Täglich, mit wenig Emotion heruntergeleierte Affirmationen bewirken keine Veränderung in Ihrem Gehirn. Sie sorgen in den meisten Fällen nur für weiteren Frust.

Der Neurobiologe Gerald Hüther beschreibt das, was wir brauchen, so: „Im Gehirn wirkt ein entstandenes sensorisches Erregungsmuster umso »mächtiger«, je stärker es sich auf andere Bereiche des Gehirns ausbreiten und die dort normalerweise generierten Erregungsmuster überlagern kann. Das gilt vor allem dann, wenn sich die Erregung auf ältere, tieferliegende Hirnregionen ausbreitet, deren Nervenzellverschaltungen für die Regulation körperlicher Funktionen zuständig sind."

Und weiter: „Dazu muss entweder der Sinneseindruck besonders unerwartet, einschneidend oder neuartig sein (…) oder das Gehirn muss sich in einem für neue Eingänge ganz besonders offenen Zustand befinden – in freudiger Erwartungshaltung wie beim Start zur ersten Fahrt im Heißluftballon oder vor einer lang ersehnten Kreuzfahrt (2004)."

Sie ahnen es sicher schon: Sie müssen ein Feuerwerk in Ihrem Gehirn entzünden. Das, was statt der Angst kommen soll, muss „mächtiger" sein, als die Angst. Stellen Sie sich für einen Moment die Sehnsucht vor, mit der Sie in der ersten Verliebtheitsphase an Ihren Partner/Ihre Partnerin gedacht haben. Da waren alle Sinne wach, da haben Sie Ihre Umgebung mit Sicherheit ganz anders wahrgenommen, haben mehr gesehen, gerochen, gehört und geschmeckt. Und genau das brauchen wir jetzt, um der Angst Paroli zu bieten: Ziele, die diese Sehnsucht wecken und Ihre Synapsen zum Glühen bringen. Klingt anstrengend? Ist es nicht. Es macht sogar Spaß und Sie werden schon nach relativ kurzer Zeit spüren, wie sich Ihr Leben verändert. Denn das ist der positive Nebeneffekt dieser Technik: Das Ganze beschränkt sich nicht nur darauf, Sie von Ihrer Angst abzukoppeln.

Ich weiß nicht, wie vertraut Sie damit sind, sich selbst Ziele zu setzen. Erstaunlicherweise lernen wir es nicht in der Schule, oder können Sie sich daran erinnern, dass man Ihnen ein brauchbares Zielmanagement beigebracht hat? Techniken, die uns helfen, uns zu motivieren und auch motiviert zu bleiben? Die wenigsten sind in den Genuss gekommen. Auch wie sehr Begeisterung das Lernen fördert, haben nur jene erfahren, die abseits von Frontalunterricht eine Lehrkraft hatten, die sich darauf verstand, den Lernstoff so anschaulich und lebendig zu verpacken, dass er in den Köpfen hängenblieb. Ich werde nie vergessen, wie mein Physiklehrer die halbe Klasse nach vorn orderte, sie eng aneinander nebeneinander aufstellen ließ und dann den ersten der Reihe leicht gegen seinen Nebenmann schubste. Was folgte, können Sie sich sicher bildhaft vorstellen: Die ganze Reihe bis zum letzten Mann kam ins Straucheln und wir hatten verstanden, was eine Kettenreaktion ist. Warum hat sich das so intensiv eingeprägt? Weil wir alle überrascht wurden und uns nebenbei köstlich amüsiert haben, sprich: Das Bild beziehungsweise der Lehrstoff wurde emotional verknüpft.

Wenn Sie das mit den Zielen schon beherrschen, ist es jetzt Zeit, sich die Technik ins Gedächtnis zu rufen oder Sie einfach noch einmal aufzufrischen. Wenn Sie es bisher nicht kannten oder angewandt haben, dann nutzen Sie doch die Gelegenheit, es nachzuholen. Mein Ziel ist es, Ihnen auf den nächsten Seiten ein richtig gut funktionierendes Werkzeug anzubieten, das Ihnen dabei hilft, neue Datenautobahnen in Ihrem Kopf anzulegen, die die alten, auf denen Sie geradewegs in die Angst gefahren sind, überschreiben oder – um ein Bild zu wiederholen, das wir am Anfang schon hatten – Gras über die alten Wege wachsen zu lassen.

Aber Achtung! Sich auf etwas Neues einzulassen, kann sich zunächst sehr bedrohlich anfühlen. Und ja, sogar neue Ängste aufkommen lassen. Das liegt natürlich auch daran, dass Sie es gewohnt sind, in Angstkategorien zu denken. Ihr Gehirn ist bisher noch auf die Angst ausgerichtet. Das ist so, als hätten Sie beim nach Hause gehen die Wahl, ob sie den schnellen, bekannten Weg oder den weniger bekannten wählen, der vielleicht die ein oder andere Ungewissheit in sich birgt. Sie entscheiden sich meist lieber für den üblichen Weg.

Bedrohlich wirkt so ein Aufbruch ins „Normale" – also in ein Leben mit einer beherrschbaren Angst – wahrscheinlich auch deshalb, weil es sich für Sie, der oder die Angst gewohnt ist, zunächst seltsam und fremd anfühlt, mit weniger Angst durchs Leben zu gehen. Wie schreibt Julia Cameron: „Es ist wichtig, sich in Erinnerung zu rufen, dass Normalwerden sich zu Beginn wie Verrücktwerden anfühlt. (…) Indem wir an Stärke gewinnen, werden einige unserer Selbstzweifel dasselbe tun. Das ist normal, und wir können mit diesen stärkeren Angriffen umgehen, wenn wir sie als Symptome der Heilung erkennen (2000)."

Ein bisschen kann sich das auch wie ein Phantomschmerz anfühlen. So eine Gewohnheit zu verabschieden, ist immer auch mit Entzugserscheinungen verbunden. Darum ist es so wichtig, dass das Ziel deutlich attraktiver für Ihr Herz und Ihre Seele ist, als die Angst es für Ihr Gehirn jemals war. Blättern Sie ruhig auch immer mal wieder zur Heldenreise zurück. Dort finden Sie die einzelnen Phasen und die damit verbundenen Schwierigkeiten. Manchmal hilft es zu erkennen, dass die eigene Reaktion nichts Exklusives, sonders eine ganz natürliche Folge des Handelns ist.

Vision, Wunsch, Vorhaben

Bevor wir zu Ihren Zielen kommen, sollten wir zunächst die Begriffe klären und zwischen Wünschen, Visionen, Vorhaben und Zielen unterscheiden. Die vier Begriffe werden nämlich gern in einen Topf geworfen. Das ist leider nicht dienlich, denn Visionen können uns vielleicht tragen, Wünsche uns anspornen, Vorhaben können im Kopf gewälzt werden, wenn wir aus ihnen aber keine klaren Ziele extrahieren, dann bleiben sie oft das, was sie zunächst sind: Luftschlösser.

Trotzdem ist es wichtig, eine Vision zu haben. Es gäbe wohl auf dieser Welt keinen Fortschritt, wenn da nicht immer wieder Menschen wären, die zielgerichtet daran gearbeitet haben, ihre Visionen zu verwirklichen. Der Manager und Autobauer Henry Ford hat einmal gesagt: „Wenn ich die Leute gefragt hätte, was sie wollen, dann hätten sie gesagt: ‚schnellere Pferde‘". Seine Vision ging aber deutlich weiter und er hat sich nicht von der Meinung der anderen beeinflussen lassen.

Eine Vision ist aber nicht das Ziel, eine Vision ist der Überbau, der uns hilft, an den Zielen dranzubleiben, auch mal Durststrecken zu überwinden und die Nörgler, Neider oder Verhinderer, die eventuell am Wegesrand stehen, dort stehenzulassen. Das ist ein wichtiger Punkt, denn oft genug erliegen wir, wenn wir uns auf einen neuen Pfad begeben, der Versuchung, andere Menschen davon überzeugen zu wollen, mitzukommen. Oder wir hegen heimlich den Wunsch, dass sie wenigstens begeistert darüber sein sollen, dass wir aufbrechen. Davon müssen Sie sich verabschieden. Auch wenn es schwerfällt, weil wir die Gemeinschaft brauchen und der Abschied aus ihr, selbst wenn er wichtig für uns ist, sich zunächst einmal nicht gut anfühlt. Wenn Sie schon mal mit dem Rauchen aufgehört haben, werden Sie wissen, was ich meine. Man gerät, obwohl man weit davon entfernt ist, ein bisschen in die Position eines Verräters. Denn natürlich zeigt jeder, der es schafft, einer Sucht zu entkommen, unverschuldet das Defizit der anderen, die es nicht schaffen.

Das ist übrigens auch das Problematische an Selbsthilfegruppen, die ohne eine professionelle, therapeutische Leitung arbeiten. Diese verleiten, wenn sie nicht gut moderiert werden, dazu, dass die Menschen sich in ihren Problemen häuslich einrichten und dafür auch noch den Zuspruch der anderen Betroffenen bekommen. Dagegen sollte das Ziel eigentlich nach einer Phase des Verständnisses, der Anteilnahme und der Annahme der Probleme sein, die Gruppe so schnell wie möglich wieder zu verlassen. Zumindest sollte es ein Zeitlimit geben, mit dem festgelegt ist, wann die Sitzungen beendet sind. Dass es für den oder die Betroffene auch danach eine offene Tür gibt, wenn Schwierigkeiten auftauchen, ist angemessen, sollte aber wiederum auch nicht zur Gewohnheit werden.

Der Angst zu entkommen, heißt verhandeln

Ich mache noch einmal eine Schleife zurück, nur für den Fall, dass Sie sich vielleicht immer noch fragen, warum es überhaupt so wichtig ist, sich mit Zielen zu befassen und was das Ganze mit Ihrer Angst zu tun hat. Schauen Sie sich noch einmal den Titel des Buches an. Er heißt ja: „Angst, wir müssen reden!" Warum wollen Sie mit Ihrer Angst reden? Vermutlich, weil Sie sie aus Ihrem Leben haben wollen. Das wird, wie Sie ja schon wissen, nicht so einfach, denn Ängste sind hartnäckige Gesellen. Sie müssen demnach gute Überzeugungsarbeit leisten. Es ist ein bisschen so, als würden Sie in eine Verhandlung gehen, von der Sie im Vorfeld wissen, dass auf der anderen Tischseite ein starker Gegner sitzt, der natürlich auch seine Interessen, Vorstellungen und Forderungen hat und der Sie in Grund und Boden reden wird, wenn Sie nicht klar in dem sind, was Sie wollen.

Und damit sind wir auch schon beim Knackpunkt jeder Verhandlungsstrategie: Man muss wissen, was man will. Das klingt banal und trotzdem gehen erstaunlich viele Menschen in eine Verhandlung, ohne vorher eindeutig definiert zu haben, was denn überhaupt das Ziel ist.

„Ich will ohne Angst leben", reicht da leider nicht aus. Von dem Satz wissen wir bereits, dass er ein vager Wunsch ist. Also, konkret: Wie soll das Leben aussehen? Aufregender? Weniger aufregend? Mit der jetzigen Arbeitsstelle oder mit einer anderen? Mit dem Partner, mit dem Sie momentan zusammenleben, oder besser ohne ihn? Was genau stellen Sie sich vor?

All das muss geklärt sein. Dazu kommt das, was ich schon angedeutet habe: Eine entscheidende Rolle spielt bei jeder Verhandlung Ihre innere Einstellung. Seien Sie sich darüber bewusst, dass Sie in eine Verhandlung gehen. Eine

Verhandlung ist etwas anderes als ein Gespräch. Auch wenn es darum geht, mit der Angst zu reden, so ist das keine nette Plauderei. Vielmehr geht es wie in jeder anderen Verhandlung, die Sie in Ihrem Arbeitsumfeld oder im privaten Raum führen, um eine strategisch geführte Argumentation, hinter der ein konkretes Ziel stecken sollte.

Und noch ein wichtiger Punkt: Bevor wir mit den einzelnen Schritten beginnen, sollten Sie den festen Entschluss fassen, dass Sie mit Ihrer Angst verhandeln wollen. Sie können das auch schriftlich festhalten – also eine Art Vereinbarung mit sich selbst treffen. Auch wenn Ihnen das albern vorkommen mag, vertrauen Sie mir an der Stelle. Es macht einen wesentlichen Unterschied, ob Sie mit einer zögerlichen, verzagten, lapidaren Grundhaltung oder ob Sie mit einer energiegeladenen, positiven und entschlossenen Einstellung an die Sache herangehen. Da der Prozess in seiner Länge von Ihnen Motivation und Durchhaltevermögen fordert, muss schon der Einstieg kraftvoll genug sein, um das Level hochzuhalten. Es braucht eine unumstößliche Absicht.

Vielleicht hilft es Ihnen ja, sich vorzustellen, dass Sie selbst jemandem helfen, der von Ängsten und Sorgen geplagt ist. Erstaunlicherweise sind wir nämlich alle ziemlich gut darin, anderen Hilfestellung zu geben. Überlegen Sie, da Sie ja mittlerweile Experte oder Expertin für Ängste sind, was Sie jemanden raten würden, der mit dem Anliegen zu Ihnen kommt, seine Ängste zu überwinden. Ich bin sicher, Sie sind brillant darin, Hilfestellung zu leisten.

Wie wäre es also, wenn Sie diese Fähigkeiten nutzen und sich dazu entschließen, dem Anteil in Ihnen, der Angst hat und Hilfe braucht, von nun an tatkräftig unter die Arme zu greifen? Ich habe es ja an anderer Stelle schon gesagt: Sie sind nicht Ihre Angst, sondern die Angst ist ein Teil von Ihnen, der sich einfach zu viel Raum genommen hat und nun ist es an der Zeit, diesen Teil wieder in den Rahmen zu setzen, der Ihnen ein freies und flexibles Leben ermöglicht.

Ziele formulieren

Wie bereits erwähnt, passiert es mir häufig, dass ich auf die Frage „Wo wollen Sie hin?" oder „Was wollen Sie erreichen?" nur ein Schulterzucken als Antwort bekomme. Frage ich dagegen: „Was wollen Sie nicht mehr?", dann sprudeln die Antworten nur so heraus. Ich finde dieses Phänomen sehr interessant, denn es zeigt, wie sehr wir darauf konditioniert sind, dass etwas nicht mehr sein soll. Die Ursache dafür liegt überwiegend in der Art, wie wir erzogen und durch Schule, Ausbildung oder Universität geführt wurden. Der Fokus lag auf den Fehlern, auf dem, was nicht richtig war. Forderungen, wie: „Mach dies nicht, tue das nicht, sei nicht so, sondern anders", begleiten die meisten von uns über das gesamte Leben und so ist es kaum verwunderlich, dass wir regelrecht konditioniert darauf sind, etwas loswerden zu wollen: den Hüftspeck, die zu große Nase, die Schmerzen, die Angst. Dahinter steckt die verständliche Sehnsucht nach Anerkennung und danach, geliebt zu werden. Wir glauben, dass wir besser, schöner, attraktiver, begehrenswerter sind, wenn wir dem Ideal der anderen entsprechen. Der größte Trugschluss überhaupt. Er stammt überwiegend aus der Zeit, als wir existenziell abhängig von der Liebe und der Zuwendung unserer Bezugspersonen waren. Als Erwachsene sind wir das nicht mehr. Natürlich sehnen wir uns danach, natürlich tut es uns gut, Liebe und Zuwendung zu erhalten, aber die Welt geht nicht mehr unter, wenn für einen gewissen Zeitraum mal niemand da ist, der unser Ego streichelt.

Viel wichtiger wird im Laufe des Lebens, zu erkennen, was uns in die Wiege gelegt ist und wie wir es schaffen, diese Gaben zu entfalten. Wenn wir dem folgen, dann folgen auch Erfolg und Anerkennung. Dann sind sie jedoch nicht mehr Bedingung für unser Handeln, sondern Topics auf unserer eigenen Zufriedenheit.

Deshalb geht es im Folgenden darum, herauszufinden, was Sie wollen. Glücklich sein, gesund sein, erfolgreich sein – das ist zu unkonkret. Dazu die Krux, dass das jeder anders definiert. Um also aus einem Wunsch oder einer Vision konkrete Ziele herauszuarbeiten, müssen wir zunächst einmal gewisse Randbedingungen festlegen. Was ein Ziel kennzeichnet, ist im Coaching ganz klar definiert.

Überlegen Sie sich zuerst, was Sie erreichen wollen. Ich gebe Ihnen ein paar Fragen mit auf den Weg, die Ihnen dabei helfen, sich an Ihre Ziele heranzutasten:

- Was liegt außerhalb Ihrer Angstgrenzen?
- Was war bisher nicht denkbar?
- Welche Entscheidung könnte Ihnen helfen, die Angst zu verlieren?
- Vor welcher Entscheidung drücken Sie sich?
- Was wollten Sie schon immer tun/haben/sein?
- Was reden Sie sich selbst aus?
- Was lassen Sie sich von anderen ausreden?
- Welche Entscheidung schieben Sie vor sich her?
- Gibt es etwas, bei dem Sie, wenn Sie daran denken, Aufregung verspüren und was Sie deshalb gleich wieder beiseiteschieben?
- Wovon haben Sie als Kind geträumt?
- Was wollten Sie schon immer mal machen, haben es aber aus diversen Gründen nie angepackt?
- Was tun die Menschen, die Sie aus tiefstem Herzen bewundern?
- Was tun die Menschen, auf die Sie neidisch sind? (Neid ist ein treffsicherer Wegweiser)
- Wenn nichts passieren könnte, Ihnen niemand Steine in den Weg räumt, was würden Sie dann tun?

Wenn Sie diese Fragen für sich beantwortet haben (am besten schriftlich), haben wir auf jeden Fall schon eine Marschrichtung. Vielleicht kristallisieren sich Wünsche oder Visionen heraus, die wir nun im Folgenden so formulieren, dass es konkrete Ziele werden.

Realismus ist Trumpf

Ziele müssen, damit wir uns auch wirklich auf den Weg machen, realistisch sein. *Klar* denken Sie jetzt vielleicht, was denn sonst? So klar ist es aber häufig nicht. Wie oft habe ich schon erlebt, dass jemand, der den Dispositionsrahmen seines Kontos voll ausgeschöpft hatte, im nächsten Jahr Millionär sein wollte.

Ich will ja gar nicht sagen, dass das nicht möglich ist, aber Ziele müssen eben auch zu den Ressourcen passen, die man zur Verfügung hat. Das ist es, was ich meine, wenn ich von Realismus schreibe. Selbstverständlich kann ich mir auch vornehmen, Ballett auf einer Bühne zu tanzen. Wenn ich allerdings ein gewisses Alter überschritten und bis dahin noch nie Ballettstunden genommen habe, dann ist es ziemlich unwahrscheinlich, dass ich auf den großen Bühnen der Welt tanzen werde. Es sei denn, ich verfolge eine ganz klare Strategie, die das in einem Rahmen, den es vielleicht jetzt noch gar nicht gibt, ermöglicht.

Neben dem Realismus ist es auch wichtig, dass wir beim Erreichen der Ziele nicht von dem Wohlwollen anderer Menschen abhängig sind. Dass die uns wohlgesonnen sind, ist nämlich leider nicht garantiert und wenn wir unsere Ziele daran koppeln, versperren wir uns möglicherweise den Weg.

Bitte verwechseln Sie das nicht damit, dass man sich von anderen Menschen helfen und unterstützen lässt. Aber sich darauf zu verlassen, dass ein anderer sich bewegt, bevor wir uns bewegen, endet meist in einer Enttäuschung. Wenn zum Beispiel der Job, in dem Sie arbeiten, für Sie schwer auszuhalten ist, weil es immer wieder Konflikte mit Kollegen gibt, kann nützt es herzlich wenig, sich als Ziel zu setzen, dass am Ende des Jahres an diesem Arbeitsplatz alles wieder gut ist. Das kann man sich vielleicht wünschen, aber meist bleibt es bei dem Wunsch, denn auf das Verhalten Ihrer Kollegen oder Kolleginnen haben Sie wenig Einfluss. Natürlich können Sie Ihre eigene Einstellung ändern. Manchmal bringt das schon eine Verbesserung. Aber kraftvoller und am Ende wesentlich nachhaltiger ist es, dass Sie sich überlegen, wie Sie sich Ihre neue Arbeitsstelle vorstellen. Hier noch ein paar Fragen zur Unterstützung:

- Wie sieht Ihr idealer Tag aus?
- Welche Menschen umgeben Sie?
- Wie verhalten sich die Menschen in Ihrem Umfeld?
- Welche Art von Arbeit liegt auf Ihrem Schreibtisch?
- Wie ist das Umfeld?
- Worauf schauen Sie, wenn Sie den Blick heben?
- Wie fühlen Sie sich, wenn Sie nach der Arbeit nach Hause gehen?

Diese Fragen können Sie natürlich entsprechend Ihres Vorhabens oder Ihrer Vision modellieren. Aus den Antworten lässt sich ein klares Ziel formulieren. Vielleicht sogar ein konkreter neuer Arbeitgeber, sodass Sie am Ende sagen können: Bis zum Ende des Jahres habe ich eine Arbeit bei der Firma XY gefunden.

Zeitrahmen und Zeitform

Wenn Sie das gerade genannte Ziel anschauen, fallen Ihnen sicher zwei Dinge auf. Zum einen, dass ich einen Zeitrahmen eingefügt habe. Zum anderen, dass ich eine Zeitform gewählt habe, die impliziert, dass Sie das Ziel bereits erreicht haben.

Dass Ihr Ziel irgendwann einen Endpunkt haben muss, in der Formulierung also kein offenes Ende hat, ist sicher verständlich. Irgendwann muss man es überprüfen und abhaken können. Ich hatte es an anderer Stelle schon einmal aufgegriffen, hier wird es aber aus einer anderen Perspektive betrachtet, noch einmal deutlich: Wir können an der zögerlichen Art, mit der die Menschheit auf die Bedrohungen durch den Klimawandel reagiert, erkennen, dass etwas, das nebulös in der Ferne liegt, und mag es noch so gefährlich oder bedrohlich sein, manchmal trotzdem nicht die Kraft hat, uns zum Handeln zu animieren. Das hängt wiederum mit der Art und Weise zusammen, wie unser Gehirn arbeitet – es ist Meister darin, schnelle Erfolge zu wollen und diese gegenüber langfristigen Veränderungen, die Kraft und Durchhaltevermögen erfordern, vorzuziehen. Wir mögen eben die schnellen Belohnungen, den Kick der Endorphine. Daraus ergibt sich der nächste Punkt: Ihr Ziel sollte in einer Zeitspanne realisierbar sein, die Sie gut überblicken können.

Bei der Zeitform gilt die Empfehlung, dass Ziele am besten so formuliert werden, als ob sie schon erreicht sind. „Ich werde Ende des Jahres eine neue Arbeit haben!", klingt zwar schon nach einem Ziel, hat auch einen Endpunkt, schließt aber die Möglichkeit des Scheiterns mit ein. Das können Sie ganz leicht überprüfen, indem Sie sich ein Ziel aussuchen und es in der Zukunftsform formulieren. Wenn Sie den Satz dann eine Weile in Ihrem Kopf wirken lassen, stellen Sie sicher fest, dass Ihnen spontan Gründe einfallen, warum das alles doch nicht funktionieren kann. Statt Sie zu unterstützen, beginnt Ihr Gehirn nach Stolpersteinen zu suchen und formt Sätze, die überwiegend mit „Ja, aber" beginnen.

Darum ist es viel kraftvoller zu sagen: „Am Ende des Jahres habe ich eine neue Arbeit." Punkt. Damit implizieren Sie, dass das auch wirklich passiert, und Ihr Gehirn kümmert sich nicht um das, was alles schiefgehen könnte, sondern darum, wie es diesen Zustand erreichen kann. Anders gesagt, fällt es Ihnen so deutlich leichter, die einzelnen Schritte zu planen, die notwendig sind.

Im Grunde tricksen wir unser Gehirn damit aus. Sie erinnern sich sicher daran, dass es nicht unterscheiden kann, ob eine Situation wirklich echt ist oder ob wir sie uns nur vorstellen. Die Reaktionen darauf sind dieselben. Wenn Sie in eine Zitrone beißen, produzieren die Drüsen in Ihrem Mund automatisch mehr Speichel. Dasselbe geschieht aber auch, wenn Sie nur an den Biss in die saure Zitrone denken. Einen Zustand in der Vorstellung als Realität ablaufen zu lassen, ist eine Technik, die in vielen Bereichen Anwendung findet und Dank der Forschung auch den Weg aus der Esoterik-Ecke geschafft hat. Ich selbst komme ja ursprünglich aus dem Sport, wo das mentale Training der Visualisierung seinen festen Platz hat. Der Hochleistungssport war Vorreiter in diesem Bereich und ich habe nie so richtig verstanden, warum die Visualisierung von Zielen bei vielen Menschen immer noch negativ belegt und als esoterischer Humbug abgetan wird. „Ich habe schon tausend Mal Wimbledon in meiner Vorstellung gewonnen, bevor ich es wirklich gewonnen habe", so der ehemalige Tennisprofi André Agassi in einem Interview. Was Agassi da beschreibt, nennt man in der Sportpsychologie „ideomotorisches Training". Das bedeutet, dass der Bewegungsablauf vor dem geistigen Auge durchgeführt wird. Mit dieser Technik ist es sogar möglich, verletzte Sportler*innen über einen gewissen Zeitraum fit zu halten und dafür zu sorgen, dass die Muskulatur nicht, oder zumindest nicht zu sehr abbaut. Der Effekt kann auch zum Muskelaufbau genutzt werden.

„Mens agitat molem", sagt ein lateinisches Sprichwort, übersetzt bedeutet es: „Der Geist bewegt die Materie". Gedanken werden zu Dingen, könnte man ebenso sagen. Sie werden zu Gefühlen, sie beeinflussen unseren Körper. Wenn Sie denken, dass Sie Ihr Ziel bereits erreicht haben, dann klafft automatisch eine Lücke zwischen der Wahrnehmung im außen und Ihrem Denken. Und genau diese Lücke ist der Schlüssel. Damit werfen Sie Ihrem Gehirn quasi ein Stöckchen hin und es wird nun – da das Ziel stets Harmonie ist – den Motor anwerfen und alle Hebel in Bewegung setzen, damit die Zustände angeglichen werden. Denselben Mechanismus aktivieren Sie stets, wenn Sie etwas neu lernen. Der neue Reiz fordert Ihr Gehirn heraus.

Gleichzeitig aktivieren Sie Ihr Unterbewusstsein, jedenfalls dann, wenn das Ziel konform mit ihm geht. Ich gehe an anderer Stelle noch einmal darauf ein, was das konkret bedeutet.

Für den jetzigen Stand heißt es, dass Sie Ihr Handeln und Ihren Habitus diesem Denken und dieser neuen – zunächst nur mentalen – Realität anpassen werden. Ihr Gehirn arbeitet auf Hochtouren und knüpft neue neuronale Netzwerke, die außerhalb der gewohnten Angstverbindungen liegen. Und dann passiert meist etwas sehr Interessantes. Ich habe es in einem der ersten Kapitel schon einmal erwähnt. Der Chemiker, Biochemiker und Physiker Luis Pasteur hat es so formuliert: „Der Zufall begünstigt nur den vorbereiteten Geist". Und da Sie vorbereitet sind, wenn Sie Ziele formuliert haben, fühlt sich der Zufall nun geradezu eingeladen.

Julia Cameron nennt dieses Phänomen Synchronizität. Zurückführen lässt sich der Begriff auf den Psychiater und Psychoanalytiker Carl Gustav Jung. Er bezeichnete damit Ereignisse, die im selben Zeitrahmen ablaufen, auch zueinander in Bezug gesetzt werden können, allerdings nicht über eine Kausalbeziehung verbunden sind.

„Bittet, so wird euch gegeben; suchet, so werdet ihr finden; klopfet an, so wird euch aufgetan", steht schon in der Bibel. Es scheint so zu sein, dass wir in dem Moment, da unser Fokus auf das Erreichen eines Zieles ausgerichtet ist, auch in der Lage sind, Chancen wahrzunehmen oder überhaupt erst einmal zu sehen, die wir vorher ignoriert haben. Manchmal ist es sogar auf den ersten Blick noch etwas mystischer, ich hatte das im Kapitel „Die Heldenreise" beschrieben:

Da beschäftigen wir uns zum Beispiel gedanklich mit der neuen Arbeitsstelle und plötzlich gibt es genau in diesem Moment einen Radiobeitrag über einen Arbeitgeber, auf den unsere Wünsche zutreffen. Es ist, als würde die neue Zielgerichtetheit wie ein Magnet wirken und Chancen und auch Menschen in unser Leben ziehen. Purer Zufall? Wer weiß. Es spielt eigentlich auch keine Rolle. Viel wichtiger ist die Erkenntnis, dass man den Dingen, Situationen und Menschen, die einem in so einer Phase begegnen, seine Aufmerksamkeit schenken sollte. Denn vielleicht führt uns unsere Intuition genau dorthin, wo der Schatz, nach dem wir suchen, liegt.

Positiv formulieren

Wenn wir Ziele formulieren, dann ist es wichtig, dass diese Ziele nie negativ formuliert sind. „Ich will keine Angst mehr haben", ist also kein Ziel. Jedenfalls keines, das Sie dorthin bringen wird, wohin Sie wollen, nämlich zu einem freudvollen, energiegeladenen, selbstbestimmten Leben. Formulieren Sie Ihre Ziele ohne die Wörter: nicht, kein, niemals, nie, nie wieder und vor allem, ohne das Wort „Angst" zu benutzen. Also: „angstfrei" streichen Sie bitte auch aus Ihrem Ziel-Repertoire. Es muss übrigens nicht nur ein Ziel sein. Wenn Sie mehrere haben, die sich auf unterschiedliche Lebensbereiche beziehen, umso besser. Vielleicht kennen Sie das Rad des Lebens. Am Ende seiner Speichen finden sich die einzelnen Säulen, auf denen unser Leben fußt. Das sind:

- Beziehungen/Familie/Freunde
- Gesundheit
- Freizeit/Zeit
- Partnerschaft
- Spiritualität/Sinn
- Beruf/Berufung
- Selbstbeziehung
- Geld

Wenn Sie das Rad aufzeichnen, können Sie den einzelnen Bereichen Noten geben, wobei die Null für „Da habe ich noch ganz viel Entwicklungspotenzial" an der Nabe des Rades und die Zehn für „Hier kann ich nichts mehr verbessern" am Mantel des Rades liegt. Probieren Sie es ruhig mal aus und schauen Sie, wie ausgewogen rund oder eben nicht Ihr Rad des Lebens ist. Nutzen Sie die Gelegenheit, für jeden einzelnen Bereich separat zu überlegen, mit welchem Ziel sich die Situation signifikant verbessern lassen würde. Aber bevor Sie das tun, schauen wir uns noch ein paar weitere Kriterien an, die Sie bei der Zielformulierung beachten sollten.

Vom Wünschen und Möchten

Die Formulierungen „möchte" oder „wünsche" sind ebenso fehl am Platz, wie Verneinungen. Auch wenn man Ihnen als Kind beigebracht hat, dass es höflich ist „Ich möchte bitte" zu sagen, – wenn es um Ziele geht, haben die Wörter in dieser Kombination keinen Wert. „Ich will" übrigens auch nicht, denn wann immer Sie etwas wollen, impliziert das die Möglichkeit, dass es Ihnen nicht gewährt wird. „Ich will eine neue Arbeit finden", bleibt ein Wunsch und ist kein Ziel.

Einfache Formulierung

Ein Ziel sollte kurz und knapp formuliert sein, am besten nach der sogenannten Kiss-Regel: Keep it short and simple. Also übersetzt: Mach es kurz und knapp. Ziele, die mit fünf Nebensätzen formuliert sind, haben wenig Zugkraft.

Im Gründer-Coaching, also wenn es darum geht, potenzielle Kunden oder Geldgeber zu überzeugen, lernen die jungen Unternehmer*innen den sogenannten Elevator-Pitch. Dahinter steckt die Idee, dass man gemeinsam mit einem Kunden oder Interessenten im Aufzug fährt und lediglich vom Erdgeschoss bis zur dritten oder vierten Etage Zeit hat, dem Gegenüber zu erklären, was man macht, was man anzubieten hat und was der Nutzen des Ganzen für die Person sein könnte.

Nun sind Sie kein Start-up, sondern wollen mit einem Ziel und einer dementsprechend neuen Programmierung Ihre Lebensqualität verbessern. Aber so unähnlich sind diese Anliegen gar nicht, denn es geht in beiden Fällen in erster

Linie darum, den anderen zu begeistern. In Ihrem Fall ist Ihr „Gegenüber" das eigene Gehirn und damit verbunden generell Ihr System. Schachtelsätze, bei denen man am Ende nicht mehr weiß, worum es am Anfang ging, üben wenig Reiz auf Ihr Gehirn aus. Jedenfalls nicht auf Dauer. Die Nebensätze, die umschreiben, wie genau Sie sich das alles vorstellen, brauchen wir an anderer Stelle. Sie bekommen ihren Platz bei der Visualisierung. Was Sie zunächst einmal benötigen, ist ein knackiges, mit allen Sinnen zu greifendes und vorstellbares Ziel, das Sie motiviert, aufzubrechen. Womit wir beim nächsten und eigentlich auch beim wichtigsten Punkt angekommen wären.

Aufregung und Leidenschaft

Ich bin sicher, dass es in Ihrem Leben schon einige Situationen gab, in denen Sie mit allen Sinnen und voller Vorfreude, Leidenschaft und Aufregung einem Ereignis entgegengefiebert haben. Um es kurz zu machen: Genau diese Anziehungskraft sollte Ihr Ziel haben. Das schließt schon mal alle Ziele aus, vor die Sie in Gedanken die Worte „Ich sollte" gesetzt haben. Ich sollte mehr lesen, ich sollte weniger trinken, ich sollte eine neue Sprache lernen, ich sollte mehr Sport treiben, ich sollte abnehmen ...

Die Liste ließe sich bis auf Seite 1598 fortsetzen und kein einziger dieser Ichsollte-Sätze hätte auch nur annähernd die Zugkraft, die es bräuchte, um Sie wirklich in Bewegung zu bringen. Denken Sie an all die Silvestervorsätze, die spätestens nach einer Woche Geschichte waren. „Ich sollte" heißt in der Regel, dass wir meinen, etwas tun zu müssen, um Anerkennung von außen dafür zu bekommen. Oder wir verfolgen den Wunsch eines anderen. Manchmal der Eltern, manchmal den des Partners oder der Partnerin. Aber selbst dann, wenn Sie sich auf den Weg begeben, vielleicht sogar den ein oder anderen Erfolg einfahren, irgendwann bleiben Sie stecken und merken, dass es einfach nicht Ihr Weg ist, auf dem Sie gehen. Das kann durchaus ein schmerzhaftes Erwachen sein. Wenn Sie sich erinnern – ich hatte ein paar Seiten zuvor davon gesprochen, dass Ihr Unterbewusstsein mit dem Ziel konform gehen muss. Das schließt „Sollte-Ziele" in der Regel aus, denn sie haben meist wenig mit Ihnen selbst und mit Ihrer Reifung zu tun.

Darum ist es von großer Bedeutung, dass Sie ein Ziel wählen, von dem Sie zweifelsfrei sagen können, dass es Ihr Ziel ist. Gleichzeitig muss es eine gewisse Herausforderung in sich tragen. Wenn Sie sich an Ihre begeisternden Momente erinnern, dann werden Sie mir recht geben, dass es meist darum ging, Neuland zu betreten, sich auf etwas einzulassen, vielleicht sogar ein kleines Risiko einzugehen. Denken Sie an die Heldenreise und den Drachen. Genau auf diesem Niveau bewegen wir uns hier. Das Ziel muss kribbeln, es muss Ihre Lebenslust entfachen. Es muss ein kraftvoller Ruf sein. Marion Lemper-Pychlau formuliert es so: „Das Ziel darf Sie weder überfordern noch unterfordern, sondern es sollte eine echte Herausforderung für Sie sein. Sie sollten sich strecken müssen, um es zu erreichen (2004)."

Der Coach und Speaker Veit Lindau würde sagen, dass das Ziel „Seelensexy" sein muss, und damit trifft er den Nagel auf den Kopf. Auch wenn es dieses Wort „Seelensexy" nicht gibt, so muss das Ziel Ihre Seele berühren, denn nur dann geht der Prozess, den Sie anstoßen über das normale „Nach-Denken" und „Über-Legen" hinaus und animiert Ihr Unterbewusstsein dazu, als Helfer die Bühne zu betreten. Das ist auch absolut notwendig, denn tief greifende Veränderungen gelingen uns nur, wenn unser Unterbewusstsein diesen Prozess unterstützt. Sie können sich das so vorstellen: Sie rudern auf dem Meer in einem Ruderboot, an das ein U-Boot gekettet ist. Die Kette ist recht lang, sodass Sie in alle Richtungen ein Stück vorankommen, aber irgendwann gibt es einen Widerstand. Sie schaffen es nicht, das U-Boot Kraft Ihrer Arme zu bewegen. Es müsste selbst den Motor anwerfen, dann könnte es Sie in die gewollte Richtung ziehen.

Lassen Sie uns noch einen kleinen Umweg gehen und die Sache mit dem Unterbewusstsein etwas genauer betrachten. Schließlich benutzen wir diesen Begriff an vielen Stellen. Aber was steckt eigentlich dahinter?

Das Unterbewusstsein zum Handeln animieren

Bleiben wir bei dem Bild mit dem U-Boot. In der Regel wissen oder ahnen wir, dass da etwas ist, das wir mit uns ziehen. Wir können auch beobachten, dass es unser Handeln maßgeblich beeinflusst, so richtig sicher, was es ist, sind wir uns aber nicht. Es gelingt uns nämlich nicht, mit unserem Verstand in das Innere des U-Bootes vorzudringen. In diese Richtung ist der Deckel verschlossen. Lediglich die Einnahme von sogenannten bewusstseinserweiternden Drogen oder bestimmte meditative Techniken können den Deckel von außen ein kleines Stück öffnen. Anders ist es, wenn wir schlafen und träumen. Dann öffnet sich der Deckel von innen und gibt einen Teil des Inhalts preis. Manchmal einen, den wir nicht so gern sehen.

Unser U-Boot ist Heimat für Verdrängtes und Vergessenes. Wünsche, Kränkungen, Vorlieben, Glaubenssätze, Bedürfnisse und auch – diese Ansicht stützt sich auf die Arbeiten von Carl Gustav Jung – von einem kollektiven Unterbewusstsein.

Ich will das an dieser Stelle nur so weit vertiefen: Wenn in Ihrem Unterbewusstsein zum Beispiel der Satz verankert ist „Ich darf nicht glücklich sein", dann werden Sie es schwer haben, Ihr Ruderboot ins Glück zu lenken. Was uns bleibt, ist, mit unserem Ziel so überzeugend zu sein, dass die alte Programmierung das Boot verlässt, die Blockierung damit gelöst wird und der Motor in Richtung Glück starten kann. Das ist jetzt alles sehr vereinfacht dargestellt, aber ich hoffe, dass Ihnen die Anschaulichkeit Mut macht und Sie animiert, diesem Weg Ihr Vertrauen zu schenken, denn im weiteren Verlauf arbeiten wir daran, dass Ihr U-Boot in die Gänge kommt.

Vorab noch eine Zusammenfassung der letzten Seiten:

Formulieren Sie Ihre Ziele. Mindestens fünf, höchstens zehn. Diese Ziele müssen sich an folgenden Parametern ausrichten:

- positiv, also ohne Verneinung,
- realistisch, an Ihren Ressourcen ausgerichtet,
- unabhängig von anderen realisierbar,
- kurz und knackig,
- begeisternd, mit Ihrer Seele im Einklang stehend,
- in der Gegenwart, sodass der Zustand schon erreicht ist,
- der Zeitrahmen muss gesetzt sein.

Visualisieren der Ziele

Sind Sie mir bis hierhin gefolgt? Haben Sie Ihre Ziele aufgeschrieben? Wenn ja, dann sollten Sie sich dafür belohnen, denn Sie haben einen bedeutenden Schritt gemacht. Falls Sie den Kalender schon benutzen, den ich Ihnen zu Beginn des zweiten Teils empfohlen hatte, dann können Sie heute ein fettes Plus oder ein anderes Symbol eintragen, für das Sie sich entschieden haben. Sollten Sie noch keinen Kalender haben, wäre jetzt ein guter Zeitpunkt, einen zu besorgen. Am besten einen, der auch ein bisschen Platz für Notizen lässt und den man gleich als Erfolgstagebuch verwenden kann.

Warum das Ganze? Weil bei Zielen, die wir schriftlich festhalten und bei denen wir den Weg reflektieren, indem wir uns auf das konzentrieren, was geklappt hat, die Wahrscheinlichkeit signifikant höher ist, dass wir sie auch wirklich erreichen. Herausgefunden hat das die Wissenschaftlerin und Psychologin Gail Matthews, die an der Dominican Universität in San Rafael, Kalifornien geforscht hat. Sie stellte eine Gruppe aus zunächst 267 Probanden, im Alter von 23 bis 72 Jahren zusammen, die aus unterschiedlichen Sozialschichten und Kulturkreisen kamen. Die Aufgabe war, dass sie sich Ziele überlegen sollten. Im Anschluss daran teilte Matthews die Gruppe in fünf kleinere Gruppen auf, wobei die Mitglieder der ersten Gruppe ihre Ziele lediglich mündlich formulieren und priorisieren sollten. Die zweite Gruppe bat sie, ihre Ziele schriftlich zu fixieren und zu priorisieren. Die dritte Gruppe bekam die Aufgabe, nur die Maßnahmen aufzuschreiben, die zur Zielerreichung notwendig waren. Gruppe Vier sollte sowohl die Ziele, als auch die konkreten Maßnahmen aufschreiben und zusätzlich einem Freund davon erzählen. Und Gruppe Fünf sollte darüber hinaus noch zusätzlich den Fortschritt in einer Art Tagebuch festhalten.

Nach vier Wochen verglich Gail Matthews die Ergebnisse und fand heraus, dass die Gruppe, die alles schriftlich fixiert, einem Freund davon erzählt, plus ein Erfolgstagebuch geführt hatte, 76 Prozent der Ziele erreicht hatte. Gruppe Eins dagegen kam lediglich auf 43 Prozent. Es reicht also nicht aus, nur seine Vorstellungskraft zu nutzen und auf die rechte Gehirnhälfte zu setzen, sondern wir brauchen auch die linke Gehirnhälfte, die logisch-analytisch an die Umsetzung herangeht (2020). Eine zweite Studie der Harvard-Psychologin Teresa Amabile und ihres Kollegen Steven Kramer unterstreicht den unterstützenden Charakter des Erfolgstagebuchs (2011). Sie hebt den Wert der Belohnung für unser Gehirn hervor, die wir uns selbst verschaffen, wenn wir unsere Erfolge notieren.

Erfolge fixieren

Ich hatte es an anderer Stelle bereits erwähnt, wie sehr unser Gehirn darauf ausgerichtet ist, schnell an Belohnungen zu kommen. Mit dem Erfolgstagebuch (Besser wäre, es würde Geling-Tagebuch heißen.) bedienen wir das zugunsten des längeren Durchhaltens. Vielleicht finden Sie für sich auch eine andere Methode, wie Sie Ihre Erfolge für sich wahrnehmen.

Ich habe einen Bekannten, der sich selbst „Der Bohnenzähler" nennt. Sein richtiger Name ist Andreas Glock und er gehört zu den Menschen, die mich wirklich faszinieren, weil er sein Prinzip des „Bohnenzählens" nicht nur konsequent verfolgt, sondern auch andere damit inspiriert. Das Konzept dahinter ist ganz simpel: Es geht darum, unsere Wahrnehmung zu verschieben, und zwar weg von der Negativität und von dem, was nicht funktioniert, hin zu dem, was im Laufe des Tages positiv war und geklappt hat. Das rutscht uns nämlich im Alltag gern durch die Finger und findet keinerlei Beachtung. Also steckt Andreas Glock jeden Morgen eine Handvoll Bohnen in seine linke Hosentasche und jedes Mal, wenn etwas gut gelungen ist, er eine schöne Begegnung hatte oder irgendeinen Erfolg eingestrichen hat, wechselt eine Bohne aus seiner linken Tasche in die rechte. Am Abend kann er dann sehen, wie viele kleine und große Erfolge sich über den Tag in seiner rechten Tasche angesammelt haben. Ich habe das eine Zeit lang auch mal ausprobiert und ich war stets aufs Neue überrascht, wie viele schöne oder erfolgreiche Momente wir haben, die wir gar nicht beachten, beziehungsweise abspeichern.

Meine Oma hat, als sie noch lebte, oft gesagt: „Der Teufel macht immer auf einen großen Haufen." Sie meinte das negativ im Zusammenhang damit, dass Menschen, die viel Geld besitzen, immer noch mehr Geld bekommen. Den Spruch könnte man allerdings wunderbar umformulieren, indem man sagt: „Gelungenes fällt immer auf einen großen Haufen". Ist uns etwas gut gelungen, dann zieht das meist das nächste Gelingen nach sich. Ich rede hier bewusst nicht von Erfolgen, denn die sind oft viel zu schnell vergessen. Aber wenn uns etwas, das wirklich eine Herausforderung war, gelungen ist, so gräbt sich die Freude darüber tief in unser System ein. Gelungenes baut unser Selbstbewusstsein, unsere Selbstwirksamkeit und unser Vertrauen auf. Wenn wir es verinnerlicht haben, können wir darauf bauen, auch wenn es mal nicht so gut läuft. Darum ist es gerade für Sie auch so wichtig, jedes Gelingen, das Sie gegen Ihre Angst feiern, festzuhalten. Auch rückblickend. Es gibt sie, die Ereignisse, bei denen Sie es geschafft haben, der Angst Paroli zu bieten. Die Tage oder Stunden, in denen Sie die Angst beherrschen konnten. Es gibt auch eine Zeit vor der Angst. Auf all diesen Momenten liegt zukünftig nun der Fokus. Ob Sie nun Bohnen zählen, das Gelungene aufschreiben oder Ihre eigene Methode finden – wichtig ist, dass es fest in Ihrem Gedächtnis verankern.

Die täglichen Schritte

Ihre Ziele haben Sie bereits formuliert. Nun ist es an der Zeit, sie umzusetzen. Das erfolgt auf zwei Wegen. Zum einen, indem Sie täglich eines Ihrer Ziele visualisieren, zum anderen, indem Sie täglich mindestens einen Schritt gehen, der Sie Ihrem Ziel näherbringt. Das kann ein kleiner Schritt sein, wichtig ist nur, dass Sie ihn gehen und ihn in Ihrem Erfolgstagebuch festhalten. Wenn Sie motiviert sind und es gut läuft, können Sie auch mehrere Schritte erledigen. Bewährt hat sich, dass Sie sich abends, bevor Sie einschlafen, die Frage stellen: „Was kann ich morgen tun, was mich ein Stückchen näher an mein Ziel bringt?" Wenn Sie eine Antwort gefunden haben, erledigen Sie die Aufgabe am nächsten Tag. Falls Ihnen keine Ideen kommen, hilft die Frage: „Was ist der kleinste Schritt, der mir möglich ist und den ich morgen gehen kann?"

Ziele auf kleinste Einheiten herunterzubrechen, ist manchmal notwendig, damit wir die Angst überwinden. Wir besteigen in der Regel ja auch keinen Viertausender in einem Rutsch. Ein Beispiel dazu aus meinem Alltag, dass mir ein bisschen unangenehm ist, aber so ist es halt mit unseren Ängsten. Ich habe extrem große Widerstände dagegen entwickelt, die Unterlagen für meine Steuererklärung zusammenzusuchen. Ich kann das nicht erklären, was mir da Angst macht oder mich hindert, aber manchmal war das so schlimm, dass mein Steuerberater schon fast auf meiner Fußmatte stand, damit ich endlich meine Arbeit erledige. Mein ultimativer Trick und damit die Antwort auf die Frage, welcher der kleinstmögliche Schritt ist, war, den Ordner mit den Unterlagen aufgeschlagen auf den Tisch zu legen. Nun musste ich immer an ihm vorbeigehen, er war sozusagen in meinem Blickfeld und in der Regel dauerte es dann nicht mehr lange, bis ich über mich selbst lachen konnte und die Arbeit einfach erledigt habe. Also: Brechen Sie die Ziele auf kleine Einheiten herunter und wenn nötig, auf einen Mini-Schritt. Den gehen Sie dann – ohne Wenn und Aber.

Das Visualisieren

Das Visualisieren wird ebenso wie die täglichen Handlungen von nun an zu Ihrem Begleiter. Über die Macht der inneren Bilder habe ich Ihnen schon einiges erzählt, nun nutzen wir sie ganz gezielt, um weiter voranzukommen. Vorab vielleicht noch das: Wer, wenn nicht Sie, wäre in der Lage, mit Visualisierungen zu arbeiten? Sie sind als Angstbetroffene/r ein Meister in dieser Disziplin. Wer sonst kann sich in den buntesten und realistischsten Bildern ausmalen, was alles passieren könnte? Angstgeplagte Menschen sind die geborenen Visualisierer. Sie sind die Könige und Königinnen der inneren Bilder. Nur haben sie diese Fähigkeit in die falsche Richtung gelenkt.

Vielleicht ja sogar auch, um die eigene Größe zu verbergen. Das ist gar nicht so selten der Fall, wie Sie vielleicht annehmen. Viele Menschen haben Angst vor Ihrer Größe, vor Ihren Talenten und Fähigkeiten. Und so kehrt sich etwas, das eigentlich eine ungeheure Stärke ist, in etwas um, das blockiert. Das gilt es nun, wieder rückgängig zu machen, indem wir Ihre Fähigkeit nutzen, um neue, andere Bilder zu kreieren.

Von nun an können Sie mit derselben Energie, mit der Sie bisher Ihre Angstbilder erzeugt haben, in die andere Richtung gehen. „Es gibt kaum etwas Beglückenderes als diese leider viel zu seltenen Momente im Leben, in denen man spürt, wie der von all den tagtäglich zu lösenden Problemen gar zu eng gewordene Blick sich plötzlich wieder zu weiten beginnt, wie einem das Herz aufgeht und die Ideen übersprudeln. Solche Momente sind Sternstunden, in denen man eine Ahnung davon bekommt, wie es wäre, wenn …, ja, genau, wenn man die Welt wieder so unbefangen und so vorurteilslos betrachten könnte wie ein Kind (Hüther, 2004).“

Das, was Gerald Hüther hier beschreibt, ist die Grundlage für unseren weiteren Weg. Diesen Zustand stellen Sie nun selbst her. Er ist der imaginäre Bleistift in unserem Mund, der die Prozesse in Gang setzt. Was wir dazu brauchen, sind Ihre Sinne und Ihre Bereitschaft, sich auf etwas einzulassen, das Ihnen vielleicht zunächst etwas fremd vorkommt.

Die konkrete Aufgabe lautet, dass Sie sich jeden Tag eines Ihrer Ziele vornehmen und es so umfassend wie möglich in Ihrem Kopf Realität werden lassen. Dabei fangen Sie damit an, sich auf das zu konzentrieren, was Sie vor Ihrem inneren Auge sehen. Wenn Ihr Ziel also lautet: „Am Ende des Jahres habe ich meinen Traumbody“, dann sehen sie sich mit diesem Körper. Sie können an dieser Stelle auch noch mal überprüfen, ob das Bild, welches Ihnen in den Sinn kommt, dem Ideal, das Ihnen vorschwebt, entspricht. Es kann nämlich durchaus sein, dass das abweicht. Während Sie heimlich von einem Sixpack träumen, zeigt sich vor Ihrem inneren Auge „lediglich“ ein schlanker Bauch. Lassen Sie sich davon nicht irritieren. Es geht um die Richtung.

Wenn Sie sich vor Ihrem inneren Auge sehen, dann beobachten Sie auch, in welcher Umgebung Sie sich aufhalten. Was passiert um Sie herum? Welche Menschen sind mit im Bild? Welche Farben sehen Sie? Versuchen Sie, so viel wie möglich zu erfassen, und lenken Sie zwischendurch immer mal Ihre Aufmerksamkeit auf Ihre Gefühle. Sobald Sie spüren, dass Sie das Ganze nur „abspulen", können Sie sofort unterbrechen. Starten Sie neu und behalten Sie das Gefühl bei, von dem Gerald Hüther spricht: eine wache, offene, vorurteilsfreie und kindliche Begeisterung. Ohne sie bleibt der Ofen kalt, um es mal bildhaft zu sagen, und der Motor springt nicht an. Sie können das beleben und die Erfahrung intensivieren, indem Sie Ihre Atmung vertiefen. Sie können auch die Farben oder die Gefühle, die Sie begleiten, wie mit einem Regler hochdrehen und verstärken. Mit der Zeit werden Sie geübt darin sein.

Wenn Sie Ihr Bild ausreichend angeschaut haben, versuchen Sie nun im Folgenden, das Ganze mit den Ohren zu erfassen. Hören Sie zu. Lauschen Sie den imaginären Geräuschen, den Gesprächen, den Tönen. Auch hier ist der Grad Ihrer Aufmerksamkeit und Ihrer Freude entscheidend. Begreifen Sie das, was Sie hier tun als Spielfeld Ihrer Fantasie, auf dem sich mit jedem Bild, jedem Geräusch, jedem Gefühl neue Spielzüge ergeben. Setzen Sie die Aufgabe fort, indem Sie auch die anderen Sinne ansprechen. Riechen, fühlen und schmecken Sie. Versetzen Sie sich dabei in einen Zustand des Staunens. So, wie Sie als Kind gestaunt haben, wenn Ihnen etwas ganz Neues und Unerwartetes begegnet ist. Wenn Sie merken, dass Sie mehr und mehr abschweifen und die Energie verloren geht, dann beenden Sie die Übung mit ein paar tiefen Atemzügen. Öffnen Sie die Augen und sagen Sie: JA.

Diese beiden Übungen, das Visualisieren und tägliche Handlung sind ab jetzt Ihre Wegbegleiter. Die Visualisierung können Sie im Grunde überall, zu jeder Zeit durchführen, bewährt hat sich allerdings, es in den ersten Wochen in einem Setting zu tun, in dem Sie wirklich ungestört sind. Später, wenn Sie geübter sind, wird es Sie nicht mehr aus der Bahn werfen, wenn Geräusche um Sie herum oder Ihre Augen geöffnet sind.

Damit Sie nicht die Lust verlieren und es spannend bleibt, wechseln Sie jeden Tag das Ziel. Sie haben ja mehrere notiert. Gehen Sie Ihre Liste einfach bis zum Ende durch und starten Sie dann wieder von vorn. Haben Sie ein Ziel erreicht, ersetzen Sie es durch ein neues. Wichtig ist, dass Sie dranbleiben. Lassen Sie keinen Tag aus. Verschwenden Sie auch nicht zu viele Gedanken daran, wie Sie es schaffen werden, Ihr Ziel zu realisieren. Das ist eine Stolperfalle, in die wir gern geraten. Konzentrieren Sie sich stattdessen auf das, was Sie am nächsten Tag erledigen können und Sie werden merken, dass sich der Weg von ganz allein findet. Ein weiterer Effekt wird sein, dass Ihre Angst weniger Raum einnimmt, als bisher. Je mehr Sie auf Ihre Erfolge vertrauen können, um so bestärkter fühlen Sie sich Ihrer Angst gegenüber. Irgendwann sind Sie der oder die Stärkere. Irgendwann haben Sie das Zepter wieder in der Hand und verweisen die Angst in Ihre Schranken. Sie stellen ihr einfach keinen Raum mehr zur Verfügung, sondern belegen diesen stattdessen mit schönen Gedanken an Ihre Zukunft.

> *„Viele sind hartnäckig in Bezug auf den einmal eingeschlagenen Weg, wenige in Bezug auf das Ziel."*
> *(Friedrich Nietzsche)*

Gedanken verschieben, um das Muster zu unterbrechen

Und wenn die Angst doch wieder auftaucht? Wenn Sie dem Verlauf des Buches gefolgt sind und die empfohlenen Übungen bereits eine Zeit lang gemacht haben, kennen Sie Ihre angstauslösenden Gedanken bereits. Was wir in der weiteren Abfolge damit machen, beruht auf den Erfahrungen von Klaus Bernhardt, den ich hier schon einige Male erwähnt habe. Seine Methode ist so simpel wie gut, denn Sie verlangt von Ihnen, ähnlich wie bei der Visualisierung, neben Konzentration und Achtsamkeit nichts weiter, als die Bereitschaft, sich darauf einzulassen. Meine Erfahrungen bei mir selbst und bei meinen Klienten haben mich trotz der Kritik, die von einigen Seiten auf ihn niedergeht, dazu bewogen, seine Technik hier zu integrieren.

Wie schon bei den Notfallhilfen kurz angedeutet, geht es darum, zu analysieren, auf welcher Seite Ihres Kopfes Sie die angstauslösenden oder blockierenden Gedanken hören. Ich wollte das erst gar nicht so richtig glauben, dass es dafür wirklich eine Wahrnehmung gibt und dass man sich das nicht einbildet. Aber ich habe es wieder und wieder ausprobiert, habe Menschen gefragt, die den Kontext nicht kannten, habe es mit Klienten durchgeführt und es stimmt: Gedanken, die hinderlich sind, manifestieren sich auf einer Kopfseite, während Gedanken, die förderlich sind, gefühlt auf der anderen Kopfseite gedacht werden. Warum das so ist – ich weiß es nicht und es ist auch gar nicht notwendig, das zu wissen, denn es geht im Folgenden ausschließlich darum, die hinderlichen Gedanken von der einen zur anderen Seite zu verschieben. Ja, Sie haben richtig gelesen, wir verschieben Ihre Gedanken.

Also, wenn zum Beispiel der Gedanke auftaucht, dass Sie irgendetwas nicht schaffen könnten, dass die Hürde zu groß für Sie ist, die Grenze zu hoch, dann gehen Sie mit Ihrem inneren Auge auf die Seite Ihres Kopfes, wo der Gedanke sitzt, oder wo Sie ihn als lauter, schwerer oder voluminöser empfinden. Vertrauen Sie auf Ihre erste Eingebung. Sie ist richtig. Und nun stellen Sie sich vor, dass dieser Gedanke oder diese Gedanken wie eine Kugel ist oder sind. Wenn diese Vorstellung nicht funktioniert, suchen Sie sich ein anderes Bild, Hauptsache, es ist etwas, dass man bewegen kann. Denn als nächstes werden Sie diese Kugel oder den Gegenstand auf die andere Seite Ihres Kopfes verschieben. Eben dorthin, wo Sie die „guten" Gedanken denken. Nur Mut. Probieren Sie es!

Und, was ist passiert? Ich nehme an, das, was bei vielen passiert, die diese Technik anwenden: Der Gedanke, etwas nicht zu schaffen, schlecht zu sein, einer Situation nicht gewachsen zu sein, verschwindet. Sie können ihn auf der anderen Kopfseite einfach nicht denken. Das mag total verrückt klingen, aber es funktioniert. Falls der Gedanke immer noch in Ihrem Kopf ist, dann mit Sicherheit wieder auf der Seite, wo Sie ihn zuerst wahrgenommen haben, oder?

Was häufig bei dieser Übung passiert, ist, dass die negativen Gedanken auf dem Weg auf die andere Seite buchstäblich an Größe einbüßen. Es fühlt sich an, als ob sie kleiner werden. Dieses Bild kann man zur Unterstützung aufgreifen, und zwar insofern, als dass Sie Ihre Gedanken in einen imaginären Rollrasen packen. Am Anfang sehen Sie dieses riesige Paket vor sich und während Sie es auf die andere Seite rollen, wird es kleiner und kleiner.

Möglicherweise klingt das für Sie immer noch absurd und ich verstehe es, wenn Sie so denken. Gesunde Skepsis ist immer angebracht. Nur ist der Punkt, dass Sie nichts zu verlieren haben, außer vielleicht Ihre Angst. Wäre das nicht einen Versuch wert? Es gibt keine Nebenwirkungen. Nichts, das Ihnen schaden könnte. Dafür ist der Gewinn, den diese Übung im besten Fall hat, das Gefühl, dass Sie Ihre Angst im Griff haben. Darum geht es letztendlich.

Während Sie bisher vermutlich gedacht haben, dass es Ihre Angst ist, die Ihr Leben bestimmt, können Sie mit dieser und den anderen Übungen das Ruder herumdrehen, Ihren Regiestuhl wieder selbst besetzen. Sie sagen, wo es langgeht. Sie bestimmen, was Ihr Leben bestimmt. Denken Sie daran: Sie sind nicht Ihre Gedanken. Aber Sie können darüber entscheiden, was Sie denken. Achten Sie jedoch darauf, die anderen Übungen aus dem vorhergehenden Kapitel auszuführen, auch wenn Sie Ihre Angst mit der Verschiebe-Technik punktuell beenden. Tief greifende Veränderungen erreichen Sie nämlich nur, wenn die Verknüpfungen in Ihrem Gehirn verändert werden.

Eine Variante der Verschiebe-Technik ist der gefüllte Luftballon. Stellen Sie sich vor, dass Ihre angstauslösenden Gedanken ein prall gefüllter Luftballon sind. Sicher haben Sie als Kind mal das Spiel gespielt, einen Luftballon so groß wie möglich aufzublasen und ihn dann einfach loszulassen. Was dann passiert, macht eigentlich jedem Freude, egal ob erwachsen oder Kind. Der Luftballon zischt wie ein Torpedo durch den Raum und wird dabei kleiner. Lassen Sie dieses Bild vor Ihrem inneren Auge ablaufen. Achten Sie darauf, dass er von der Seite der negativen Gedanken auf die andere Seite zischt und dabei immer kleiner wird. Sie können ihn auch, wenn es Ihnen hilft, ein paar Runden drehen lassen und das Ganze verlangsamen. Wichtig ist nur, dass am Ende die Luft raus ist und er die Seite gewechselt hat.

Ich denke, das Prinzip, das dahintersteckt, ist klar geworden: Es geht um den Seitenwechsel. Außerdem wissen Sie jetzt, wo Ihr Hafen ist und was Sie erreichen wollen. Also: Segeln Sie los! Lassen Sie sich nicht abbringen oder aufhalten. Sie sind der Kapitän, die Kapitänin.

Das Konzept des Inneren Kindes

Für jene, die verstehen wollen, wo die Quelle ihrer Angst liegt, ist diese Methode sehr wirkungsvoll. Sie ist zwar aufwendiger und fordert Ihnen einiges ab, aber sie wirkt auf einer sehr tiefen Ebene. Erinnern Sie sich daran, was ich über abgespaltene Gefühle geschrieben habe? Dafür ist das „Innere Kind" eine Metapher. Diese Klassifizierung der unterschiedlichen Persönlichkeitsanteile geht auf die Arbeit von Freud zurück, der das „Innere Kind" als unser „Es" bezeichnete. Es spiegelt jene Gefühlswelt wider, die in der Kindheit geprägt wurde, und setzt sich sowohl aus positiven aber auch aus negativen Erfahrungen zusammen. Die Psychotherapeutin Stefanie Stahl unterscheidet in ihrem sehr erfolgreichen Buch *Das Kind in dir muss Heimat finden* zwischen dem Sonnen- und dem Schattenkind – wobei beide jeweils für die unbewussten Anteile unserer Persönlichkeit stehen (2015).

Der Autor, Paar- und Einzelberater Michael Mary nutzt in seinem Buch *Begegnungen mit dem Inneren Kind* folgende Definition: „Das Innere Kind ist der Begriff für eine in der Kindheit entstandene Wahrnehmung von sich selbst, den Menschen und der Welt" (2004). Für ihn und viele andere, die mit diesem Konzept arbeiten, lebt und agiert das Innere Kind auch dann noch in uns, wenn wir längst erwachsen sind.

Es bestimmt unser Denken und Fühlen und damit auch unsere Ängste. Allerdings spielt es für die Ausprägung von Ängsten eine Rolle, wie bewusst wir uns dieses Einflusses sind und auch wie weit wir mit ihm im Einklang leben. Das Kind in uns kann ein „ungeliebtes Kind" sein. Nach Stephanie Stahl ist es dann das „Schattenkind". Ein Kind, das früh die Erfahrung gemacht hat, dass es so, wie es ist, nicht gewollt, geliebt oder geachtet ist. Diese Annahme, nicht liebenswert oder überhaupt nichts wert zu sein, prägt später auch das Erwachsenenleben, was einhergeht mit fehlendem Vertrauen, mangelndem Selbstvertrauen und einer ebenso mangelhaften Selbstwirksamkeit. Menschen, die davon betroffen sind, verfangen sich häufig in der Opferperspektive, machen gern andere Menschen für ihr Unheil verantwortlich und manipulieren ihr Umfeld. Sie tun das nicht in böser Absicht, sondern überwiegend, um die Kontrolle nicht zu verlieren. Im Kern sind sie ängstlich, sie sind nicht oder kaum in der Lage, Wünsche und Bedürfnisse klar zu äußern, weil sie stets Angst haben, dadurch die Zuneigung oder Liebe des Gegenübers zu verlieren.

Für viele Erwachsene mit ungeliebten Inneren Kindern fühlt sich das Leben wie ein Tanz auf dem Eis an. Es ist wackelig, sie müssen ständig auf der Hut sein. Und sie sind ängstlich, weil das Grundvertrauen erschüttert ist. Eine typische Situation, in denen das ungeliebte Innere Kind sich zeigt, kann zum Beispiel sein, Angst vor Autoritäten zu haben und damit einhergehend, stets Kompromisse einzugehen, die der eigenen Gesundheit oder dem eigenen Wohlbefinden schaden. Man gibt eben klein bei. Dasselbe kann sich in einer Partnerschaft abspielen, wo der oder die Betroffene aus Angst vor Konflikten und den damit verbundenen Konsequenzen, stets ausweicht oder beschwichtigt.

Im Grunde taucht das ungeliebte Kind immer dann auf, wenn eigentlich eine erwachsene Perspektive gefragt wäre. Mary spricht in diesem Zusammenhang von einer „vergangenheitsorientierten Deutung". Das heißt, dass wir eine Situation im Hier und Jetzt mit einem in der Kindheit erlernten Deutungs- und Reaktionsmuster beantworten.

Es kann auch sein, wie ich es an anderer Stelle schon erläutert haben, dass wir unser gesamtes Leben auf dieser Wahrnehmung aufbauen, uns quasi ein Gerüst bauen, das auf einer Annahme basiert, die vielleicht sogar falsch war. So bilden sich Glaubenssätze, die wie eine Kruste über dem eigentlichen Wesen liegen und damit Wut, Frust, Enttäuschung, Traurigkeit und all die anderen Gefühle auf der einen Seite beschützen, auf der anderen Seite aber meist ausgerechnet dann zutage fördern, wenn die Situation unangemessen ist.

Glaubenssätze wirken wie ein inneres Mantra und im Sinne einer sich selbst erfüllenden Prophezeiung manövrieren sie die Betroffenen unbewusst wieder und wieder genau in jene Situationen, die eben diese Erfahrung bestätigen. Denken Sie noch einmal an das Bild mit dem Ruderboot und dem U-Boot. Wenn Sie das Ende der Kette erreicht haben und trotzdem versuchen, weiter zu rudern, kommt irgendwann der Moment, an dem Sie die Spannung nicht mehr halten können und dann schießt Ihr kleines Boot wieder Richtung Ausgangspunkt.

Das beantwortet vielleicht auch die Frage, warum wir manche Schleifen nicht nur einmal drehen. Sie erkennen das an der Formulierung: „Ich gerate immer an ...". Oder: „Ich glaube, ich habe einfach kein Glück ...". Der Satz „Es passiert mir immer wieder, dass ..." könnte auch ein Indiz dafür sein, dass Sie in solch einer Wiederholungsschleife buchstäblich gefangen sind.

Das Fatale daran ist, dass diese Aussagen wie die schon angesprochenen Datenautobahnen in Ihrem Kopf sind. Sie haben Sie vielleicht schon enttarnt, als Sie Ihre Gedanken zu Papier gebracht haben. Sie kreieren immer wieder dieselben Wahrheiten und verhindern, dass der liebevolle, erwachsene Gegenpol, der auch in Ihnen existiert, Ihr Inneres Kind davon überzeugt, dass es keine Angst zu haben braucht.

Stattdessen wird das Innere Kind entweder verurteilt, abgewertet, verdrängt oder ignoriert. Das geschieht durch einen anderen Anteil in uns, den die amerikanischen Psychotherapeutinnen Erika J. Chopich und Margaret Paul den „lieblosen autoritären Erwachsenen" nennen. Das sind die Stimmen, die unsere Nöte und Ängste nicht ernst nehmen oder zusätzlich sogar noch verurteilen.

Wie wir aber wissen, hat das, was wir in uns verdrängen oder verurteilen, die Tendenz, sich zu einem destruktiven Muster zu entwickeln. In ihrem Buch *Aussöhnung mit dem Inneren Kind* schreiben Paul und Chopich: „Die Hauptabsicht des lieblosen, autoritären Erwachsenen besteht darin, das Innere Kind zu kontrollieren (Chopich, Paul, 2002)".

Wenn wir aus dieser Dynamik aussteigen wollen, brauchen wir den Gegenpart des lieblosen Erwachsenen – jene Stimme in uns, die dem Inneren Kind wohlwollend und liebevoll gegenübertritt. Die Autorinnen beschreiben ihn wie folgt: „Der liebevolle Erwachsene – der Erwachsene also, der von und mit dem Kind lernen möchte – ist der dynamische, engagierte, mutige Persönlichkeitsanteil in uns, der Teil, der durch ethische Grundsätze und durch Integrität bestimmt ist." Anders ausgedrückt, ist es der Anteil in uns, der für das Innere Kind sorgt, es wahrnimmt, es sieht, schätzt, achtet und liebt.

Wenn man mit dem Bild des Inneren Kindes arbeiten will, ist es wichtig, zu verstehen, dass es sich Wahrnehmung aus der Perspektive des Kindes handelt.

Ich hatte es an anderer Stelle schon geschrieben, dass sich diese Wahrnehmung praktisch wie ein Filter vor das eigentliche Geschehen schiebt und dass die Situation, die das Kind einst erlebt hat, aus seiner Sicht viel dramatischer und existenzieller gewesen sein kann, als sie tatsächlich war.

Ein Beispiel dazu: Ein Kind klettert auf ein Gerüst. Es ist ganz oben angekommen und winkt der Mutter zu. In dem Moment, da es das Gerüst mit einer Hand loslässt, verliert es das Gleichgewicht, kann sich aber noch abfangen. Die Mutter sieht jedoch das ganze Drama vor sich, was sich hätte abspielen können, wäre das Kind gefallen. In ihrem Schrecken gefangen, läuft sie zum Kind, zieht es vom Gerüst und schimpft. Vielleicht sagt sie auch noch, wie traurig sie gewesen wäre, wenn das Kind sich etwas getan hätte. Während die ursprüngliche Situation aus Sicht des Kindes eigentlich gar nicht dramatisch war, verändert sich diese Wahrnehmung durch die Reaktion der Mutter. Plötzlich zweifelt das Kind an der eigenen Wahrnehmung, denn wenn die Mutter so reagiert, dann MUSS es ganz schlimm gewesen sein, was gerade passiert ist. Schließlich hat die Mutter die Deutungshoheit.

Was sich nun manifestieren kann, ist die Angst davor, andere mit dem eigenen Verhalten zu verletzen. Das geht vielleicht sogar so weit, dass das Kind überhaupt nicht mehr auf Klettergerüste steigt, sondern lieber unten bleibt, damit die Mama nicht traurig und enttäuscht ist. Hier geschieht die Abspaltung. Aus einem mutigen Kind wird ein verzagtes. Das mutige Kind wird zukünftig verleugnet. Und es traut seiner Wahrnehmung nicht mehr, sondern richtet seine Antennen danach aus, wie andere Menschen auf das reagieren, was von ihm selbst ausgeht.

Ungeliebte Innere Kinder entstehen aber auch anders, nämlich indem Kinder Handlungen der Eltern fehlinterpretieren. Stellen Sie sich folgende Situation vor: Ein Kind ist in seinem Gitterbettchen, die Mutter steht bei ihm. Das Kind hat Hunger. Aus irgendeinem Grund muss die Mutter den Raum verlassen und kommt auch nicht sofort zurück. Vielleicht, weil es geklingelt hat und sie der Nachbarin behilflich sein muss. Oder ein Kind wird, weil die Eltern aufgrund einer Krankheit nicht in der Lage sind, für ihr Kind zu sorgen, für einen begrenzten Zeitraum in die Obhut der Großeltern oder einer anderen

Bezugsperson gegeben. Die Eltern lieben ihr Kind und handeln aus ihrer Perspektive heraus absolut verantwortungsvoll. Und trotzdem kann sich das Kind abgeschoben, ungeliebt und verlassen fühlen. Es ist nicht in der Lage, die komplexen Zusammenhänge zu erfassen. Säuglinge haben auch noch kein Kurzzeitgedächtnis. So können sie nicht wissen, dass die Mutter im Falle, dass sie nur kurz aus dem Zimmer gegangen ist, auch wieder zurückkommen wird.

Michael Mary beschreibt das so: „Dem Kind erscheint das Jetzt als Immer, das Heute als Ewigkeit, die Menschen seiner Umgebung als alle Menschen und seine Welt als die ganze Welt" (2004).

Und so wird aus einer Alltagssituation, die die Eltern nach bestem Wissen und Gewissen geregelt haben, für den Säugling oder das Kleinkind eine existenzielle Bedrohung. Das Kind verliert an der Stelle Vertrauen und weil es den Eltern gegenüber loyal bleiben muss (Kinder haben schließlich keine andere Wahl), macht es sich unbewusst selbst für das Dilemma verantwortlich.

Der Ansatz, mit dem Inneren Kind und dem liebevollen erwachsenen Persönlichkeitsanteil zu arbeiten, kann schon viele Dämme brechen und den Weg für tiefe Einsichten öffnen. „Das Wichtigste, was wir für uns selbst tun können, ist, uns bewusst zu machen, wie lieblos wir mit uns umgehen, und was es bedeutet, ein liebevoller Erwachsener für unser Inneres Kind zu werden", so Chopich und Paul (2002).

Die meisten von uns haben in ihrer Kindheit Schmerz erlebt und die wenigsten konnten diesen Schmerz zulassen und fühlen. Darum ist es umso wichtiger, dem jetzt Raum zu geben. Mary definiert die Arbeit mit dem Inneren Kind als Erweiterung individueller Möglichkeiten. „Es geht darum:

- zu denken, was damals undenkbar war,
- zu fühlen, was damals besser war, nicht zu fühlen,
- zu tun, was damals gut war, zu lassen.

Wie kann das konkret aussehen?

Zum einen können Sie Ihr Gedankentagebuch nutzen und schauen, welche Gedanken eventuell aus der Perspektive eines Kindes gedacht sein könnten. „Ich schaffe das nicht" ist so ein verräterischer Satz. Er blendet nämlich all die guten Erfahrungen, die Sie in ihrem Leben bisher gesammelt haben, aus. Er negiert alle Momente und Augenblicke, in denen sie etwas geschafft haben. Was Sie nun tun können, ist, mit Ihrem Inneren Kind in einen Dialog zu treten. Das kann man schriftlich machen. Fragen Sie das Kind, warum es denkt, etwas nicht zu schaffen. Fragen Sie, ob Sie ihm helfen können. Fragen Sie, was ihm helfen würde.

Sie werden merken, dass allein so ein kleiner Dialog unglaublich viel in Bewegung bringen kann. Plötzlich kommen Gefühle hoch. Das kann Trauer, Wut oder auch Verzweiflung sein. Und auch hier ist es wichtig, zu unterscheiden: Was Sie da fühlen, sind „alte Gefühle". Ich sage das deshalb, weil einige Menschen Angst haben, von der Wucht dieser Gefühle überwältigt zu werden. Das wird nicht passieren, denn Sie sind nicht mehr in der hilflosen und ohnmächtigen Position des Kindes. Sie sind der Situation nicht mehr ausgeliefert, sondern besitzen eine wahre Schatzkammer, die voller Strategien und Lösungen ist, denn Sie haben es bis zu dem Punkt, an dem Sie heute stehen, geschafft. Sie haben Ihr Leben gemeistert, haben Tiefen durchlebt und Ängste überwunden.

An dieses Wissen anzuknüpfen und dem Inneren, verlorenen Kind Halt zu geben, das ist nun die Aufgabe, vor der Sie stehen. Sie werden nicht umhinkommen, diesen Schmerz zu fühlen. Sie werden sich eingestehen müssen, dass Ihre Kindheit möglicherweise nicht so rosig war, wie Sie sich das gewünscht hätten. Das anzuerkennen, bedeutet noch lange nicht, alles zu entschuldigen oder jenen, die für Ihre Schmerzen eventuell die Verantwortung tragen, pauschal einen Freibrief auszustellen. Das ist noch mal eine andere Baustelle und gehört nicht an diesen Punkt.

Hier geht es wirklich erst einmal nur darum, sich mit der Einsamkeit, der Machtlosigkeit und mit dem Alleinsein des Kindes, das Sie einmal waren, auseinanderzusetzen. Dem müssen jetzt Sie eine liebevolle Mutter oder ein liebevoller Vater sein. Niemand sonst wird das für Sie tun beziehungsweise niemand sonst kann Ihnen das abnehmen.

Wir hängen als Erwachsene oft genug noch in der „Schuldfalle" fest. Meinen, dass die anderen, also die „Täter" sich entschuldigen oder ihre Fehler gutmachen müssen. Das ist ein fataler Irrglaube. Und es ist genau der Grund, warum der Regiestuhl Ihres Lebens heute besetzt ist. Indem Sie die Schuld bei anderen lassen, bleiben Sie in der Opferrolle gefangen. Dass Sie damals wirklich Opfer und ausgeliefert waren, steht hier überhaupt nicht zur Debatte. Der Punkt ist, dass Sie es heute nicht mehr sind.

Glauben Sie mir, wenn ich Ihnen sage, dass diese Erkenntnis der Schlüssel zu einem ganz neuen Sein ist. Ich weiß, wovon ich spreche. In meinem Buch *Die verletzte Tochter* (Hagen, 2015) habe ich das ausführlich dargelegt. Mein Weg zu akzeptieren, dass der Mann, der mich gezeugt und mir damit das Leben geschenkt hat, bis heute nichts von mir wissen will, war lehrreich und manchmal so beschwerlich, dass ich ihn am liebsten verlassen hätte. Aber wenn ich auf diesen Weg zurückschaue, dann weiß ich, dass jeder Schritt bedeutsam war. Und dass es sich gelohnt hat, durchzuhalten. Denn das Geschenk, das wir bekommen, wenn wir die „Täter" aus ihrer Schuld entlassen, heißt Freiheit und Selbstbestimmtheit.

Um dorthin zu kommen, ist es essenziell, Ihrem Inneren Kind das Gefühl zu geben, dass es so, wie es ist, richtig und gewollt ist.

Sie müssen auch keine Angst davor haben, von dem Inneren Kind kontrolliert zu werden, wenn Sie ihm Aufmerksamkeit schenken. Manche Menschen denken schnell, dass sie dem „quengelnden" Kind zu viel Raum geben. Im Grunde wiederholen sie damit vermutlich genau das, was sie selbst erfahren haben. Sie mussten sich gegen eine Bezugsperson wehren, Widerstand leisten. Paul und Chopich schreiben: „Wenn Sie zu den Menschen gehören, die immer Widerstand leisten, ertappen Sie sich vielleicht dabei, wie Sie unbewusst zu Ihrem Inneren Kind sagen: Ich muss nicht alles machen, was Du willst. Dass Du etwas willst, heißt noch lange nicht, dass ich es Dir geben muss. Suche Dir jemand anderen, der Dir das geben kann (2002)."

So oder so ähnlich könnte der Dialog klingen und ich kann Ihnen nur empfehlen, Ihre Wahrnehmung zu schulen und sich bewusst zu machen, dass Sie mit der Abwertung und Abweisung Ihres Inneren Kindes in der Spirale der Selbstentwertung gefangen bleiben. Heraus kommen Sie da nur, indem Sie die Angst spüren, die damit verbunden ist, sich selbst zu verlieren, weil der „Feind" den Sie verinnerlicht haben, so mächtig scheint. Tun Sie es nicht, wird dieser „alte Feind" auf das Innere Kind projiziert. Die Konsequenz ist, dass Menschen, die in diesem Widerstand festsitzen, versuchen, die Gefühle anderer zu kontrollieren oder gar zu manipulieren. So werden Sie selbst zum „Täter", wenn Sie in dieser Klassifizierung bleiben.

Die Arbeit mit dem Inneren Kind erfordert Mut und die Bereitschaft, sich auf etwas einzulassen, das vielleicht für einen Erwachsenen rein rational betrachtet, ein wenig seltsam erscheint, schließlich wohnt ja kein Kind in uns. Aber wenn Sie es schaffen, die Scheu davor zu überwinden, dann ist das eine unglaublich kraftvolle Möglichkeit, nicht nur Ihre Angst in die Schranken zu weisen, sondern als Mensch zu reifen. Wenn Sie sich diese Technik, mit Ihrem Inneren Kind in den Dialog zu gehen, einmal angeeignet haben, dann wird es Ihnen auch keineswegs mehr seltsam erscheinen, mit Ihrer Angst zu reden, denn Sie wissen, dass beides zusammenhängt. Im Kern geht es immer darum, Gefühlen Raum zu geben, statt sie zu verdrängen oder zu leugnen.

> *„Unsere größte Schwäche liegt im Aufgeben. Der sicherste Weg zum Erfolg ist immer, es noch einmal zu versuchen."*
> *(Thomas Alva Edison)*

Weitere Techniken und Möglichkeiten

Die Arbeit mit der kinesiologischen Technik EMDR

Die Kinesiologie bietet als alternative Heilmethode weit mehr als nur den Muskeltest, den ich Ihnen schon erläutert habe. Obwohl auch er eine Möglichkeit sein kann, tief sitzenden Blockaden, die angstauslösend sind, auf die Spur zu kommen, hat sich bei Angst speziell die Methode des „Eye Movement Desensitization and Reprocessing", kurz EMDR, bewährt. Entwickelt wurde diese Therapieform in den USA von Dr. Francine Shapiro. Im Gegensatz zur Kinesiologie im Ganzen, ist diese Behandlungsform als wissenschaftlich haltbar und fundiert anerkannt. Übersetzt bedeutet EMDR Desensibilisierung und Verarbeitung durch Augenbewegungen. Auch bei dieser Methode macht man sich die Fähigkeit des Gehirns zunutze, neue Verbindungen zu knüpfen und damit belastende Situationen oder Traumen einzuordnen und zu verarbeiten.

Im Grunde kommen wir auch hier wieder an denselben Punkt, der auch schon bei der Arbeit mit dem Inneren Kind angesprochen wurde. Nicht verarbeitete Ereignisse und die damit verbundenen Gefühle sind wie die berühmten Leichen im Keller. Der Volksmund hat sich etwas bei dieser Formulierung gedacht, denn nicht nur, dass Leichen irgendwann ziemlich unangenehm riechen, man sich vor ihnen erschreckt und man sie, obwohl man sie eigentlich viel lieber verstecken würde, nicht ignorieren kann – viel tragischer ist, dass sie aus ihrer Verbannung heraus unser Leben beeinflussen.

Mit EMDR holt man sie aus dem Keller und bringt sie dorthin, wo sie hingehören. Das ist symbolisch gemeint, denn natürlich gibt es in unserem Gehirn keinen Friedhof. Aber diese abgespaltenen Anteile werden wieder zugänglich gemacht, sodass sie erinnert, verarbeitet und eingeordnet werden können. Dadurch verlieren sie ihren Schrecken und wir können sie als Erfahrung in unseren Lebenslauf eingliedern.

Wohlgemerkt als Erfahrung, die wir überlebt und bewältigt haben. Sicher bleiben Narben – ich sagte ja eingangs bereits, dass es eine Illusion ist zu glauben, man würde durch diesen oder jenen Ansatz plötzlich vollkommen angstfrei durch das Leben gehen. Das kann auch nie das Ziel sein, denn angstfrei hieße auch: gefühllos.

Der große Vorteil, den ich bei EMDR gegenüber anderen Behandlungsmöglichkeiten sehe, ist, dass zum einen die Behandlungszeit – gemessen zum Beispiel an einer Psychoanalyse viel kürzer ist, und der oder die Betroffene nicht so tief in den alten Schmerz eintauchen, ja nicht einmal alles erinnern muss. Erfahrenen Therapeuten gelingt es durch Testen, Augen-Arbeit, Klopfen und Geräusche, die belastenden Erinnerungen, die bisher als Bedrohung empfunden wurden, an neutrale Reize zu koppeln. Dabei simulieren die geführten Augenbewegungen jene, die wir im Schlaf vollziehen und die ebenso dazu dienen, das, was wir am Tag erlebt haben, zu verarbeiten.

Auf der Webseite des EMDR Instituts Deutschland ist dazu zu lesen: „Zur Bearbeitung der Erinnerung wird der/die KlientIn wiederholt angeleitet, kurzzeitig mit der belastenden Erinnerung in Kontakt zu gehen, während gleichzeitig eine bilaterale Stimulation (Augenbewegungen, Töne oder kurze Berührungen z. B. des Handrückens – sogenannte „Taps") durchgeführt wird."

Und weiter: „Dies scheint nach allen derzeit vorliegenden wissenschaftlichen Untersuchungen die blockierte Verarbeitung der belastenden Erinnerungen zu aktivieren und ihre zügige Verarbeitung zu ermöglichen. Dies scheint auch der Grund dafür zu sein, dass EMDR nachweislich 40 Prozent weniger Behandlungsstunden benötigt als andere bewährte Verfahren (van Etten 1998)."

Ergänzend sei noch zu erwähnen, dass eine EMDR Behandlung Sie nicht davon abhalten sollte, mit Ihren Zielen zu arbeiten. Denn das Minimieren der Angst bedeutet noch nicht, dass die Ursache Ihrer Angststörung beseitigt ist.

Mit Bewegung die Angst verringern

Erinnern Sie sich an den Anfang des Buches, als ich Ihnen von meiner Angst erzählt habe, dass ich mich in öffentlichen Räumen oder Verkehrsmitteln übergeben müsste und dass es das Radfahren war, das mich damals „gerettet" hat? Mir war zu dieser Zeit überhaupt nicht bewusst, dass ich intuitiv auf das richtige „Pferd" gesetzt hatte. Heute weiß ich, dass Sport und noch besser: Sport im Freien ein wirklich sehr kraftvolles Gegenmittel, wenn nicht sogar Heilmittel für Ängste und Angststörungen ist. Nun heißt ja der Titel des Buches: „Angst, wir müssen reden!" und vielleicht denken Sie jetzt, dass Sport doch nun wahrhaftig keine Konversation mit Ihren Ängsten ist.

Aber spannenderweise passiert beim Sport oft genau das – Sie treten in einen Dialog. Und Sie überwinden auf einer anderen Ebene Grenzen und das wiederum hilft Ihnen dabei, jene Grenzen zu überwinden, die Sie sich mit Ihrer Angst gesteckt haben.

Aber immer schön langsam. Zunächst einmal lohnt sich ein Blick darauf, was in unserem Körper passiert, wenn wir uns bewegen, ganz speziell, wenn wir Ausdauersport wie Radfahren, Joggen oder Schwimmen betreiben.

Das Wichtigste ist zunächst, dass beim Sport jene Hormone im Körper reduziert werden, die durch Angst ausgeschüttet wurden und auf Dauer in höheren Konzentrationen unseren Körper belasten und ihn schädigen. Sie erinnern sich an den Hund, der sich schüttelt oder anfängt zu toben, wenn er gestresst ist? Er macht intuitiv genau das – den Abbau der Stresshormone Adrenalin, Noradrenalin, Cortisol und Insulin vorantreiben. Gleichzeitig werden beim Ausdauersport Endocannabinoide und der Botenstoff Serotonin ausgeschüttet, was Glücksempfindungen hervorruft und uns förmlich in Rauschzustände versetzen kann.

Die oft zitierten Endorphine spielen wohl offensichtlich eine weitaus kleinere Rolle, als man ihnen in der Vergangenheit zugeschrieben hat. Zumindest ist ihre Wirkung auf unser Glücksempfinden umstritten. Was sie jedoch leisten, ist, unser Schmerzempfinden zu reduzieren. Jeder Läufer, der schon einmal mit einer schmerzenden Achillessehne in einen Wettkampf gestartet ist, weiß, dass die Schmerzen irgendwann im „Rausch" der Endorphine untergehen, sprich, sie werden unterdrückt. Das macht aus Sicht der Evolution auch Sinn, denn wenn unserer Vorfahren vor Feuer, Tieren oder Feinden flüchten mussten, so war es wichtig, dass man auch verletzt dazu in der Lage war. Und so ganz unnütz ist es heute auch nicht, bedenkt man, dass viele Menschen auf diesem Globus tagtäglich noch Gefahren ausgesetzt sind, die oftmals schnelles Handeln erfordern, selbst wenn man konstitutionell dazu vielleicht gerade gar nicht in der Lage ist.

Aber zurück zu den Endocannabinoiden und dem Serotonin. Endocannabinoide sind körpereigene Substanzen, die der Droge Cannabis ähneln. Treiben wir Sport, werden sie vermehrt ausgeschüttet und führen dazu, dass wir uns wohlfühlen. Sie heben, wie der schon erwähnte Bleistift im Mund, die Stimmung. Dazu kommt Serotonin, auch als Glückshormon bekannt.

Es gibt aber noch einen anderen Effekt, der Ausdauersport so interessant macht, gerade wenn es darum geht, Ängste zu überwinden. Durch die gleichmäßige Bewegung beim Laufen, Radfahren oder Schwimmen gelangt man in eine Art Flow. Irgendwann merkt man gar nicht mehr, dass man sich bewegt. Die Gedanken fliegen und durch den rhythmischen Effekt der Bewegung passiert etwas Ähnliches wie bei der EMDR-Methode – es erfolgt eine Einordnung von negativen Gefühlen und Gedanken, die wir vorher vielleicht nicht zugelassen haben.

Viele, die sich mit Ausdauersport fit halten und auch mal längere Strecken joggen, schwimmen oder radeln, kennen den Effekt: Plötzlich löst sich ein Problem, das man vielleicht schon Monate mit sich herumgeschleppt hat, wie von selbst. Plötzlich kommen Ideen, Einfälle und wie aus dem Nichts tauchen Lösungen auf. Mit einem Mal ist etwas, über das man sich vorher noch ganz schrecklich geärgert oder aufgeregt hat, buchstäblich verraucht.

Ich selbst bin seit mehr als 30 Jahren Läuferin. Mal mehr, mal weniger ambitioniert. Aber ich kann mich noch gut an meine Anfänge erinnern. Es war genau die Zeit, als ich in der DDR auf die Genehmigung meiner Ausreise wartete.

Körperlich und seelisch ging es mir in dieser Phase überhaupt nicht gut. Die Waage zeigte zehn Kilogramm mehr als sonst an, ich war isoliert, weil viele Freunde aufgrund meines Ausreiseantrags den Kontakt mieden, und ich hatte keine Arbeit. Planen konnte ich nicht, da ich tagtäglich damit rechnen musste, dass die Ausreise genehmigt wird und ich die DDR innerhalb von ein paar Tagen verlassen muss. Ein Zustand, der sich über zweieinhalb Jahre hinzog.

Wenn ich heute auf diese Zeit zurückblicke, dann fühlt es sich an, als hätte ich mich selbst verloren. Und das in einer Lebensphase, die eigentlich Aufbruch und Neubeginn bedeutet, denn mit Anfang Zwanzig lockt das Leben. Wenn man aber nicht mehr weiß, auf wen und worauf man sich verlassen kann, dann wankt es eher, als zu locken, und dann fühlt es sich wie eine Bedrohung an. Mit dem Laufen zu beginnen, war ein Rettungsanker. Nicht nur, dass ich durch die Regelmäßigkeit wieder eine gewisse Struktur in meinen Tagesablauf brachte, sondern auch, weil die Erfolge sich relativ schnell einstellten, was mein Vertrauen in mich selbst stärkte.

Zu der Strecke, die ich damals lief, gehörte ein kleiner Anstieg, den ich anfangs ohne Gehpausen nicht bewältigen konnte. Aber mit der Zeit wurde es besser und ich werde nie den Moment vergessen, als es mir gelang, den kleinen Hügel ohne Pause zu bezwingen und die gesamte Strecke durchzulaufen. Ich war so stolz auf mich, dass ich dachte: Wenn du das geschafft hast, dann schaffst du es auch, diese Krise durchzuhalten. Wer seine sportliche Ausdauer und Disziplin trainiert, der kann das auf alle Lebensbereiche übertragen, denn Hügel, Umwege und Unwägbarkeiten gibt es überall.

Aber das war nicht der einzige Gewinn, sondern eigentlich war es ein Satz, der sich bis heute durch mein Leben zieht: „Wenn nichts mehr läuft, dann lauf!" Sport hilft uns dabei, beängstigenden oder ausweglos erscheinenden Situationen zu entkommen. Gleichzeitig stärkt die Bewegung unser Herz-Kreislaufsystem und reduziert unsere Anfälligkeit gegenüber Krankheiten. Und noch etwas. Durch die Kräftigung der Muskulatur, die zwangsläufig eine Folge der Bewegung ist, strafft sich unser Körper. Wir nehmen eine andere Haltung ein, sind aufrechter und dynamischer. Ein Effekt, der sich wiederum auf unsere Psyche auswirkt. Denken Sie an Charlie Brown.

Um diese Effekte zu erzielen, müssen Sie sich nicht überanstrengen. Das Ziel sollte sein, irgendwann mindestens 20–30 Minuten Bewegung täglich in Ihren Tagesablauf einzubauen. Das ist zu schaffen und Sie werden merken, dass es Ihnen nicht nur Freude macht, sondern Ihr Leben verändert.

Sollten Sie sich für das Laufen entscheiden und vorher noch nie gelaufen sein, dann rate ich Ihnen, mit folgendem Programm zu beginnen:

Eine Minute laufen, eine Minute gehen, eine Minute laufen, eine Minute gehen. Diesen Rhythmus wiederholen Sie zehnmal oder öfter an jedem zweiten oder dritten Tag über mindestens vier Wochen. Erst dann erweitern Sie auf zwei Minuten laufen, eine Minute gehen. Das Ganze wieder einige Wochen und so weiter. Das fällt vielen schwer, weil sie das Gefühl haben, sie müssten sofort richtig loslaufen und am besten auch gleich über eine lange Distanz. Aber gleich mit einer langen Distanz einzusteigen, mag Ihnen zwar möglich sein, ist aber für Ihre Sehnen und Gelenke nicht das Beste. Der Halteapparat braucht länger als das Herz-Kreislauf-System, um sich an neue Belastungen zu gewöhnen. Und es wäre schade um die positiven Effekte, wenn Sie nach drei Wochen abbrechen müssen, weil Sie Knie- oder Hüftschmerzen haben.

Dazu kommt, dass die körperlichen Symptome, wie Herzklopfen, Schwitzen und eine schnellere Atmung zunächst einmal das triggern, was Sie eigentlich vermeiden wollen – nämlich die Angst davor, dass Sie krank sein könnten oder dass mit Ihnen irgendetwas nicht stimmt. Darum ist eine schrittweise Annäherung an eine höhere Belastung das bessere Rezept.

Aus Sicht der Gelenke können Sie beim Radfahren mit längeren Einheiten ohne Pause starten, ebenso beim Schwimmen. Beide Sportarten sind gelenkschonender als das Laufen, weil während der Belastung nicht das gesamte Körpergewicht auf die besonders involvierten Gelenke drückt.

Und ansonsten? Achten Sie auf Ihr Wohlgefühl. Sie sind der Maßstab. Eine Sportart, die Ihnen keine Freude bereitet, bei der Sie sich quälen müssen, hat auch keinen positiven Effekt auf Ihr Wohlbefinden. Das konnten Forscher durch Experimente mit Mäusen belegen (2013).

Und auch wenn ich Ihnen hier in diesem Buch eigentlich nichts versprechen wollte – an dieser Stelle muss ich eine Ausnahme machen. Ich bin überzeugt davon, dass Sport und Bewegung der Schlüssel zu einem Leben sind, indem die Angst nur noch eine Nebenrolle spielt. Wer Sport, insbesondere Ausdauersport treibt, grübelt weniger. Das ist wissenschaftlich erwiesen und liegt daran, dass man sich auf seinen Körper konzentriert, statt auf seine Gedanken und auch das Gehirn seine Aktivitäten verlagert. Der präfrontale Kortex wird entlastet und der Körper schüttet einen körpereigenen Angsthemmer aus, das Peptid ANP. Und auch wenn vieles noch nicht erforscht ist und wir noch nicht alle Mechanismen kennen – Bewegung ist der Schlüssel für Veränderungen, die der Angst den Raum nehmen.

Die heilsame Kraft der Natur

Für die einen ist es modernes oder sogar esoterisches Getue, für die anderen das Mittel schlechthin: Waldbaden. Der Trend kommt aus Japan, dort heißt es Shinrin Yoku, wortwörtlich übersetzt „Baden in Waldluft". Dass diese Art der Entspannung weit mehr ist, als Hokuspokus, zeigen die Forschungsarbeiten des Japaners Dr. Quin Li. Er ist Umweltmediziner und arbeitet an der Nippon Medical School in Tokio. Außerdem ist er Vizepräsident und Generalsekretär der International Society of Nature and Forest Medicine, Präsident der japanischen Gesellschaft für Waldmedizin und gehört dem Leitungsgremium der Waldtherapiegesellschaft in Japan an. Darüber hinaus reist Dr. Li durch die Welt und hält Vorträge, um die Menschen von der Heilkraft des Waldes zu überzeugen.

Mich brauchte er gar nicht für seine Ansichten zu gewinnen, denn genauso überzeugt wie ich davon bin, dass Ausdauersport ein sehr probates Mittel gegen Stress, Ängste und Angststörungen ist, halte ich die Natur und insbesondere Wälder für äußerst heilsame Orte. Man kann sich der Kraft eines Waldes kaum entziehen – der Duft, die Geräusche, das Licht, die Farben – all das spricht unsere Sinne an und bewegt etwas in uns. So wie der gleichmäßige Rhythmus eines Langstreckenlaufes den Läufer oder die Läuferin in einen Flow versetzt und damit unsere Gedanken beruhigt, schieben sich die Eindrücke der Natur oder des Waldes zwischen uns und unsere Gedanken. Sie beruhigen, sie regen an, sie heilen.

Wenn Sie sich an das erinnern, was ich am Anfang des Buches zur Entstehung der Angst geschrieben habe, dann erschließt sich die Heilkraft der Natur und des Waldes von ganz allein. Es geht darum, eingebunden in etwas Größeres zu sein. Wer sich darauf einlässt, kann dieses Gefühl einfangen und sich verbinden. Ich bin überzeugt, dass Ängste heutzutage auch dadurch entstehen, weil viele Menschen den Kontakt zur Natur verloren haben, sich nicht mehr eingebunden fühlen und die Welt in „sich" und „Umwelt" trennen. Dabei gibt es so etwas wie Umwelt eigentlich gar nicht. Wenn man sich als Teil des Ganzen versteht, dann ist man nicht getrennt oder abgeschnitten, sondern mit allem auf irgendeine Weise verbunden.

Wir leben heute nicht mehr im Einklang mit der Natur. Wir bekommen vielleicht noch die Jahreszeiten mit, weil wir sehen, wie der Baum vor unserem Fenster im Frühling grün wird und im Herbst seine Blätter verliert. Aber wir sind abgeschnitten von den Kreisläufen der Natur. Zumindest dann, wenn wir nicht auf dem Land auf einem Bauernhof leben. Und das trifft nur auf die wenigsten von uns zu.

Laut *statista* werden bis 2030 rund 78,6 Prozent der Deutschen in Städten leben (2014). In Städten, in denen immer mehr Grünflächen zubetoniert werden, wo Menschen auf engem Raum zusammenleben, auf Computerbildschirme und in Handys starren. Fast 90 Prozent unserer Lebenszeit verbringen wir in geschlossenen Räumen. Saisonale Lebensmittel stehen das ganze Jahr über zur Verfügung, wenn es zu kalt ist, fliegen wir in den Süden und kaum einer von uns weiß noch, wie es sich anfühlt, auf einer ungemähten Wiese zu liegen, umgeben von duftenden Blüten, Schmetterlingen, Bienen und dem Geräusch, der sich im Wind wiegenden Gräser.

Dabei gibt es in uns eine Sehnsucht danach, uns mit der Natur zu verbinden. Sie wird als Biophilia-These bezeichnet. Biophilie ist schlicht die Liebe zum Leben oder zu allem, was lebendig ist. Bekannt gemacht hat diesen Begriff der amerikanische Biologe E.O. Wilson, aber auch der deutsche Philosoph und Sozialpsychologe Erich Fromm hat sich intensiv damit beschäftigt. Seine Definition von Biophilie lautet: „Die Biophilie ist die leidenschaftliche Liebe zum Leben und allem Lebendigen; sie ist der Wunsch, das Wachstum zu fördern, ob es sich nun um einen Menschen, eine Pflanze, eine Idee oder eine soziale Gruppe handelt (Fromm, 2015)."

Und wie ergeht es uns, wenn wir dieser Liebe und diesem Wunsch nicht nachkommen können? Ich denke, wir leiden darunter. Auch wenn wir uns das oft nicht eingestehen wollen. Und auch wenn wir gar nicht glauben können, dass so etwas Simples, wie ein Spaziergang durch den Wald unsere Ängste schrumpfen lässt. Dr. Quin Li schreibt es in seinem Buch „Die wertvolle Medizin des Waldes" so: „Diese Verbindung ist essenziell für unsere Gesundheit. Der Kontakt zur Natur beeinflusst unser Wohlbefinden genauso positiv wie regelmäßige Bewegung und gesunde Ernährung. Unsere Existenz hängt von dieser Neigung ab, unser Geist entfaltet sich aus ihr, Hoffnungen entsteigen ihrem Strom", schrieb Wilson. „Wir sind darauf programmiert, uns mit der Natur zu verbinden – und profitieren davon, es zu tun, während unsere Gesundheit leidet, wenn wir ihr entfremdet sind (2018)."

Aber was passiert eigentlich in unserem Körper, wenn wir durch Wald und Flur streifen? Zum einen natürlich das, was schon im vorherigen Kapitel eine Rolle spielte – in dem Moment, wo Sie sich bewegen, also mehr als üblich, starten die bereits beschriebenen Prozesse. Sind wir in der Natur, geschieht zusätzlich etwas, das man schwer in Worte fassen, wissenschaftlich auch nicht oder noch nicht nachweisen kann. Die Japaner haben dafür ein Wort: „yūgen", ein Gefühl das Dr. Li in seinem Buch wie folgt beschrieb: „Yūgen verleiht uns ein umfassendes Gespür für die Schönheit und das große Geheimnis des Universums."

Aber nicht nur das. Der Effekt des Waldbadens lässt sich auch wissenschaftlich nachweisen. Bäume entsenden Duftbotschaften und Phytonzide. Der Förster Peter Wohlleben schreibt dazu in seinem Buch *Das geheime Leben der Bäume*: „Dass die Baumsprache etwas mit uns macht, war jüngst sogar Thema für die Fachpresse. Koreanische Forscher untersuchten dabei ältere Frauen, die sie durch den Wald und durch die Stadt laufen ließen. Das Resultat: Bei den Waldspaziergängerinnen verbesserten sich Blutdruck, die Lungenkapazität sowie die Elastizität der Arterien, während die Ausflüge in die Stadt keine Änderungen bewirkten. Die Phytonzide haben möglicherweise ebenfalls einen günstigen Einfluss auf unser Immunsystem, weil sie Keime abtöten (Wohlleben, 2020)."

Diesen Effekt greift die Autorin Dr. Melanie H. Adamek in ihrem Buch *IM WALD SEIN* auf und führt ihn weiter aus, indem sie schreibt: „Die Stärkung des Immunsystems wird damit begründet, dass die NK Zellen (Anmerkung: Zellen unserer Immunabwehr) unter Einfluss der Terpene, die wir im Wald einatmen, zahlenmäßig zunehmen und auch aktiv werden. Mit diesen außerordentlich wichtigen Immunzellen sind wir von Geburt an ausgestattet. Sie erkennen körpereigene Zellen, die nicht in Ordnung sind und dem Organismus schaden können, wie Tumorzellen oder virusinfizierte Zellen, und können sie spontan abtöten (Adamek, 2018)."

Nun wirkt sich das hier Beschriebene nicht direkt auf unsere Angst aus. Indirekt schon, denn die Summe all dieser Effekte, ist ein entspannter Organismus und das ist auch genau das, was die meisten beschreiben, wenn man sie fragt, wie es ihnen im Wald geht. Dr. Michiko Imai, Ärztin und Vorsitzende der INFOM, nennt in diesem Zusammenhang die wichtigsten Wirkungen des Shinrin Yoku:

- Waldbaden verringert die Konzentration von Stresshormonen in Blut, Speichel und Urin.
- Es reduziert die Aktivität des Sympathikus und erhöht die parasympathische Aktivität (d. h. unser „Fight-or-Flight" System wird deaktiviert und unser „Entspannungssystem" wird aktiviert).
- Es senkt den Blutdruck und die Pulsfrequenz.
- Es reduziert die Anspannung und wirkt psychisch entspannend.

In Japan ist das Waldbaden, das Shinrin Yoku, sogar als Therapie offiziell anerkannt. Das Konzept von Dr. Quin Li sieht dabei unter anderem vor, aktiv alle fünf Sinne für das Walderlebnis zu öffnen. Der Hintergrund ist, dass wir in unserer gewohnten Umgebung, in der Wohnung oder der Stadt meist nur zwei Sinne nutzen, nämlich den Sehsinn und unser Gehör. Sich mit allen Sinnen auf den Wald einzulassen, fördert die beschriebenen Gesundheitseffekte, es wird Ihre Angst mindern und Ihren Allgemeinzustand verbessern.

Mir ist bewusst, dass einige Menschen solchen Empfehlungen mit einer gehörigen Portion Skepsis begegnen. Für diesen Fall kann ich nur anregen, es auszuprobieren und sich einfach von der Wirkung überzeugen zu lassen. Ich wiederhole mich, wenn ich schreibe, dass wir dadurch, dass wir die Natur mehr und mehr aus unseren Leben gedrängt haben, auch das Verhältnis zu uns selbst und zu unserem Körper in Mitleidenschaft gezogen haben. Die Sehnsucht, die heute viele wieder spüren, sich auf die Natur einzulassen und sich mit ihr zu verbinden, ist ein Zeichen dafür, dass sich daran vielleicht wieder etwas ändern wird. Das wäre uns allen zu wünschen.

Weitere Wege aus der Angst

Wenn Sie sich mit anderen Betroffenen ausgetauscht haben, dann haben Sie sicher schon von den unterschiedlichsten Ansätzen gehört, die Angstgeplagten geholfen oder auch nicht geholfen haben. Manch einer schwört auf Hypnose, der andere auf Meditation, dem nächsten hat ein Achtsamkeitstraining geholfen, einem anderen der Yoga-Kurs oder Verhaltenstraining. Schon allein an dieser kleinen Aufzählung lässt sich ableiten, dass es wahrscheinlich so viele Wege aus der Angst wie Menschen auf dieser Erde gibt. Ich hatte es auch ganz zu Beginn des Buches geschrieben, dass es ja gerade das ist, was uns ausmacht – unsere Individualität. Gleichzeitig verkompliziert es die Sache natürlich ein bisschen, weil es eben nicht DIE eine Hilfe, DEN einen Weg oder DIE eine Therapie gibt, die den Ausstieg aus der Angstspirale ein für alle Mal besiegelt. Das heißt, es wird Ihnen sicher nicht erspart bleiben, ein paar Wege auszuprobieren, bevor Sie Ihren ganz eigenen gefunden haben. Manchmal ist es auch eine Mischung aus mehreren Strategien. Ich konzentriere mich hier auf diesen Seiten auf jene Methoden, die ich entweder selbst erfahren habe, oder in meiner Ausbildung zum Systemischen Coach gelernt und bei vielen Klienten angewandt habe. Dass das alles keinen Ausschließlichkeitsanspruch hat, ist mir wohl bewusst.

Falls Sie nach dem Lesen und Implementieren der Übungen dieses Buches noch weitere Wege suchen, gibt es unter anderem diese Möglichkeiten:

• Gestalttherapie
• Traumatherapie
• Hypnose
• Achtsamkeitstraining

- Meditation
- Entspannungsmethoden zum Stressabbau
- Extinktion
- Traumdeutung

Auch das sind aus der Fülle von Angeboten nur einige ausgewählte Wege – aber es sind sehr hilfreiche, die ich auf jeden Fall empfehlen kann. Achten Sie, wenn Sie etwas ausprobieren, stets darauf, dass es sich für Sie stimmig anfühlt und laufen Sie nicht falschen Versprechen hinterher. Überprüfen Sie, ob sich etwas verändert, ob die Methode Ihre Angst wirklich beeinflusst. Wenn Ihr System nicht so reagiert, wie Sie sich das vorstellen, dann beenden Sie den eingeschlagenen Weg. Das ist kein Zeichen von Schwäche und auch keine Kapitulation vor Ihrer Angst, sondern verantwortungsvolles Handeln, das Sie vor Frustration und davor bewahrt, noch tiefer in die Angstspirale hineinzurutschen. Damit sind wir auch schon beim nächsten Punkt.

„Wir sind nicht nur verantwortlich für das, was wir tun,
sondern auch für das, was wir nicht tun."
(Molière)

Verantwortung, Wissen und Zuversicht

Langsam nähern wir uns dem Ende des Buches. Während ich noch schreibe, spaltet die Lockerungsdebatte Deutschland. Während die Bundeskanzlerin, Angela Merkel, von „Öffnungsdiskussionsorgien" der Bundesländer spricht, mehren sich die Stimmen, die fordern, trotz Corona wieder zur Normalität zurückzukehren. Beide Lager, wenn man sie dann mal so nennt, sind auch von Angst und Besorgnis getrieben. Die einen von der Angst, dass die zweite Welle uns heftiger erwischt, als die erste und das andere Lager von der Angst, dass die Schäden, die durch den fortgeführten Lockdown auf vielen Ebenen entstehen, weitaus gravierender sind, als die Folgen der Pandemie. Die Debatten darüber, wer denn nun recht hat, werden an manchen Stellen so hitzig und erbarmungslos geführt, dass sogar Freundschaften darüber zerbrechen. Dabei gibt es sie nicht – die ultimative Wahrheit. Es ist auch noch viel zu früh zu sagen, was nun im Endeffekt falsch oder richtig, angemessen oder unangemessen war. Das wird sich frühestens in einigen Jahren in der Rückschau zeigen.

Was in solchen Zeiten wichtig ist, damit uns die Angst – egal auf welcher Seite wir stehen – nicht fortspült und blind für jegliche Gegenargumente macht, ist, achtsam mit sich selbst zu sein, sich aus dem Strudel der Meinungen auch mal zurückzuziehen und zu überprüfen, wo man selbst steht. Gerade jetzt haben viele durch die massiven Beschränkungen die Gelegenheit, das eigene Handeln beziehungsweise den Alltag und das Hamsterrad, in dem wir in unserer modernen und globalisierten Welt gefangen sind, zu überprüfen und vielleicht auch infrage zu stellen.

Eine Bekannte, die neben dem Studium noch arbeitet, sagte neulich zu mir: „Weißt Du was, ich habe seit Jahren das erste Mal wieder ein paar freie Wochenenden hintereinander und ich überlege, ob das nicht deutlich mehr Lebensqualität bringt, als das Geld, das ich durch meine Arbeit verdiene." So oder ähnlich hört man es gerade von vielen Seiten. Einige genießen es, im Homeoffice zu arbeiten, nicht mehr wegen einer Verhandlung oder einem Meeting durch die ganze Republik fahren zu müssen. Für andere hat diese Krise existenzbedrohende Ausmaße. Je nach Perspektive entstehen Meinungen, Haltungen und natürlich berechtigterweise auch Ängste. Und leider fehlt gerade jetzt, wo es viele ganz dringend bräuchten, die Nähe zu anderen. Denn auch das kann uns aus der Angst helfen – ein tiefes Gespräch mit einem Freund, eine feste Umarmung und das Gefühl, dass man mit seinen Sorgen, Nöten und Ängsten nicht allein auf dieser Welt ist. Das klingt so profan, das liegt aber daran, dass viele immer noch nicht verstanden haben, dass menschliche Nähe und das Gefühl von Geborgenheit in einer Gemeinschaft die essenzielle Basis für unsere psychische Gesundheit sind. Vielleicht mangelt es gar nicht am Verständnis, sondern eher an der Bewusstheit dafür.

Wie oft nehmen Sie jemanden in den Arm? Wie oft werden Sie umarmt? Ist Ihnen klar, wie heilsam Umarmungen sind? Nicht die schnellen Küsschen hier, Küsschen da, sondern jene, bei denen wir für einen kurzen Moment das Gefühl haben, dass die Grenzen der Körper verschwimmen. Echte menschliche Nähe, das tiefe Einlassen auf die Verschiedenheit des anderen bewegen manchmal mehr in uns, als ein theoretisches Konzept es vermag. Trotzdem benötigen wir beides.

Denn ein weiterer Pflasterstein auf dem Weg aus der Angst ist, sich Wissen anzueignen. Und zwar nicht nur solches, dass ausschließlich die eigene Meinung bedient. Wir neigen dazu, gerade in Krisenzeiten sehr einseitig zu denken. Für oder wider, schwarz oder weiß. Aber das gibt es nicht, denn dazwischen liegen viele Farben grau.

Was meines Erachtens darüber hinaus noch von großem Wert ist, ist, sich Kenntnisse darüber anzueignen, wie wir Menschen „ticken". Welchen Irrtümern wir erliegen, wie unsere inneren Mechanismen ablaufen und wie wir sie vielleicht unterbrechen und ändern können. Dieses Wissen wird leider an keiner Schule gelehrt. Es bringt uns auch niemand bei, wie wir alte, störende oder blockierende Muster ablegen. Und so verstricken wir uns persönlich und kollektiv immer wieder in denselben Schleifen.

Dabei sind wir unseren Gefühlen nicht hilflos ausgeliefert. Wir sind keine wehrlosen Opfer der Angst. In dem Moment, da wir die Mechanismen der Angst durchschaut haben, können wir ihnen etwas entgegensetzen. Ein wichtiger Schritt in diese Richtung ist, sich mit der eigenen Geschichte auseinanderzusetzen und uns mit ihr zu versöhnen. Keiner von uns hatte eine ideale Kindheit, eine problemlose Schulzeit oder eine vollkommen reibungslose Entwicklung. Wir alle tragen Narben in uns, die sich oft ein Leben lang in irgendeiner Form bemerkbar machen. Statt die Fehler oder die Schuld im außen zu suchen und Nebenkriegsschauplätze zu errichten, wäre der Weg nach innen angebracht, um die Wunden zu versorgen und an deren Heilung zu wachsen.

Tun wir es nicht, nimmt die Angst uns leider oft den Mut zu handeln. Das gilt für die kollektive Ebene gleichermaßen wie für die persönliche. „Es gibt Zeiten, in denen sich solche, den Blick verengende Bilder ungemein rasch ausbreiten. Dann scheint es so, als gäbe es nichts, was einzelne Menschen oder auch menschliche Gemeinschaften vor derartigen inneren Bildern schützen kann. Tatsächlich haben über Generationen hinweg tradierte Vorstellungen von dem, was gefährlich ist, und dem, was Sicherheit bietet, das Leben von Familien, Sippen, ja sogar ganzen Völkern und Kulturgemeinschaften maßgeblich bestimmt. Sie haben dazu geführt, dass die einen von diesen überlieferten, Angst erzeugenden Bildern zurückgehalten worden sind, wo es möglich gewesen wäre, nach Auswegen zu suchen, und dass die anderen von ihren kollektiv tradierten, Sicherheit vorgaukelnden Bildern vorangetrieben sind, wo es besser gewesen wäre, innezuhalten (Hüther, 2004).“

Das Vehikel, das uns aus diesem Dilemma herausfahren könnte, heißt Zuversicht. Sie gehört für mich zu den extrem unterschätzten Eigenschaften des Menschen. In unseren Breiten dominiert die Suche nach dem Glück, nach dem schnellen Kick, nach Geld, Erfolg und Ruhm. Dabei ist die Zuversicht die Basis für ein glückliches Leben. Sie neu zu entdecken und sie nicht mit Naivität, Gutgläubigkeit oder Unreife zu gleichzusetzen, wäre ein Schritt in die richtige Richtung. Die Resilienzforschung, die untersucht, wie es stark traumatisierten Menschen gelingt, trotz der einschneidenden Erfahrungen ein erfülltes und gutes Leben zu führen, weiß seit langem um den Umstand, dass ein wesentlicher Baustein dafür die zuversichtliche Grundhaltung der betroffenen Menschen ist.

Ein weiterer Baustein heißt Selbstverantwortung. Sie lesen das hier nicht zum ersten Mal, ich weiß. Aber manchmal ist es eben wichtig, sich einem Punkt aus unterschiedlichen Perspektiven zu nähern. Ich habe das Prinzip der Selbstverantwortung auf einer sehr tiefen Ebene durch meine Erfahrung der Vaterentbehrung verstanden. Wie schon erwähnt, war irgendwann der Punkt erreicht, an dem ich der Erkenntnis nicht mehr ausweichen konnte, dass nicht er derjenige ist, der an meinem Zustand etwas ändern kann, sondern ausschließlich ich selbst. In dem Wort Verantwortung steckt das Wort „Antwort". Und das Wort Selbstverantwortung macht zudem deutlich, dass es ausschließlich um jene Antworten geht, die wir uns selbst geben. Der Coach und Mentor Bernd Kiesewetter schreibt in seinem Buch *Mission Verantwortung*: „In Bezug auf unseren Begriff der Verantwortung geht es also um nicht mehr, aber auch nicht weniger, als um Antworten.

- Die Antwort auf unser Verhalten.
- Die Antwort auf unsere Taten.
- Die Antwort auf unsere Emotionen.
- Die Antwort auf unsere Gedanken (Kiesewetter, 2018)."

Zusammengefasst also die Antwort auf uns selbst und alles, was damit verbunden ist. Sich aufzumachen, um diese Antworten zu finden, oder sie zu verändern, weil manche überholt sind oder blockieren, zählt für mich persönlich zu den wichtigsten Schritten, die wir in diesem Leben machen können.

Nichts ist befriedigender, als den eigenen Weg zu gehen. Nicht angstfrei, aber mit einer Angst an Bord, die im richtigen Moment vor echten Gefahren warnt. Ich hoffe und wünsche, dass ich Ihnen mit meinen Gedanken dazu eine Brücke zu Ihrer eigenen Angst bauen konnte. Ich hoffe und wünsche, dass Sie mit Ihrer Angst ins Gespräch gekommen sind und es Ihnen nun in den nächsten Wochen und Monaten gelingt, eine neue zuversichtliche Haltung zu gewinnen. Vom Opfer zum Beherrscher der Angst zu werden, mag sich anfühlen wie ein Drachenkampf. Aber Sie kennen ja meinen Satz: „Der Schatz liegt hinter dem Drachen". Befreien Sie ihn!

Zum Abschluss ein rechtlicher Hinweis

Das Buch „Angst, wir müssen reden!" dient der Information seiner Leserinnen und Leser. Es ersetzt bei eventuell auftretenden schweren Angstsymptomen oder Beschwerden nicht den Arztbesuch. Keinesfalls entbindet es den Leser oder die Leserin von der Verpflichtung, Selbstverantwortung für die eigene Gesundheit zu übernehmen, die gelesenen Inhalte zu überprüfen und Beschwerden medizinisch abklären zu lassen.

Die Inhalte des Buches stellen auch keine Werbeaussagen dar. Vielmehr geht es darum, ganzheitliche Zusammenhänge aufzuzeigen und den Leser oder die Leserin dahingehend zu ermuntern, sich über Ängste und Angstzustände umfassend zu informieren und selbstverantwortlich den eigenen Weg zu wählen und zu gehen. Die Informationen, die die Autorin hier nach bestem Wissen und Gewissen vermittelt, zeigen an einigen Stellen Handlungsmöglichkeiten neben den allgemein gültigen Lehrmeinungen auf. Diese ergeben sich aus der praktischen Arbeit mit Coaching-Klienten, die unter Angstbeschwerden litten und aus der persönlichen Erfahrung der Autorin.

Dennoch übernimmt die Autorin keinerlei Gewähr für die Richtigkeit und die Vollständigkeit der hier dargestellten Informationen. Haftungsansprüche gegen die Autorin, die sich durch die Anwendung und Umsetzung der hier gegebenen Informationen ergeben könnten, sind grundsätzlich ausgeschlossen.

Quellenverzeichnis:

Adamek Melanie H, (2018): IM-WALD-SEIN. Die natürliche Antwort auf Psychostress und Zivilisationskrankheiten. Entdeckung eines Präventionskonzepts. Verlag OPTIMUM Medien & Service GmbH

Amabile T, Kramer Steven J, (2011): The Power of small wins. Harvard Business Review https://hbr.org/2011/05/the-power-of-small-wins

Bernhardt K, (2016): Panikattacken und andere Angststörungen loswerden! Wie die Hirnforschung hilft, Angst und Panik für immer zu besiegen. Think and change 1. Auflage

Blasek V, (2018): Dopamin: Freude- und Angstgedächtnis durch das Glückshormon reguliert?
https://www.heilpraxisnet.de/naturheilpraxis/dopamin-freude-und-angst-gedaechtnis-durch-das-glueckshormon-reguliert-20180628414815

Cameron J, (2000): Der Weg des Künstlers. Droemersche Verlagsgesellschaft Th. Knaur Nachf., München

Campbell J, (1999): Der Heros in tausend Gestalten. Insel Verlag. 6. Auflage

Chopich E, Paul M, (2002): Aussöhnung mit dem inneren Kind. Bauer Verlag Originalausgabe

Deister A, Past Präsident der DGPPN (Deutsche Gesellschaft für Psychiatrie und Psychotherapie, Psychosomatik und Nervenheilkunde), (2019): Interview zum Thema Angststörungen. https://www.dgppn.de/_Resources/Persistent/056960e1b1f6dbc322e8c562827f494e64181d10/2017-05-04_2Themendienst_Interview-Deister.pdf

Domschke K, (05.07. 2011): Gespräch Universitätsklinikum Münster, Beitrag ntv, https://www.n-tv.de/wissen/Angst-Gen-ausfindig-gemacht-article3738391.html

Drewermann E, (2018) Wenn mir's nur gruselte! Von Angst und ihrer Bewältigung, Patmos Verlag, Originalausgabe

Fromm E, (2015): Anatomie der menschlichen Destruktivität. Rowohlt-Verlag, Hamburg, 25. Auflage

Glock A, http://www.andreasglock.de/bohnenzaehler/bohnenzaehler.html

Hagen J, (2015): Die verletzte Tochter Wie Vaterentbehrung das Leben prägt. Scorpio Verlag Originalausgabe

Hauschild J, (29.12.2013): Sport für die Seele. Spiegel Online https://www.spiegel.de/gesundheit/psychologie/psychotherapie-sport-hilft-bei-psychischen-erkrankungen-a-938242.html

Hüther G, (2018): Biologie der Angst - Wie aus Stress Gefühle werden. Vandenhoeck & Ruprecht GmbH & Co. KG, 13. Auflage

Hüther G, (2004): Die Macht der inneren Bilder. Vanderhoeck & Ruprecht GmbH & Co. KG

Hopf H, öffentliches Facebookprofil, Eintrag vom 16.05.2020 unter der Überschrift: Ängste und Wutaffekte in Corona-Zeiten. https://www.facebook.com/hans.hopf.1

Kiesewetter B, (2018) „Mission Verantwortung", BusinessVillage GmbH

Langemak, S,, Welt, 02.12.2013, Psychische Belastung wirkt sich auf die Enkel aus https://www.welt.de/gesundheit/psychologie/article122488828/Psychische-Belastung-wirkt-sich-auf-die-Enkel-aus.html

Lemper-Psychlau M. (2004): Durch Selbstcoaching zum Erfolg, Verlag Herder

Li Q, (2018): Die wertvolle Medizin des Waldes Wie die Natur Körper und Geist stärkt. Rowohlt Verlag GmbH

Lub/dpa (03.11.2008): Dopamin macht Menschen ängstlicher. Spiegel Online

Mary M, (2004): Begegnungen mit dem Inneren Kind. nordholdt verlag

Mbe, dpa, (26.08.2014): Wie das Hirn das Wachstum von Kindern bremst. Spiegel Wissenschaft. https://www.spiegel.de/wissenschaft/mensch/energie-hunger-gehirn-bremst-wachstum-von-kindern-a-988014.html

Miegel M, (17. März 2016): Vortrag „Folgen des demografischen Wandels" auf der Konferenz „Denkraum Demografie & Wandel" in Frankfurt am Main

Neufeld G, Maté G, (2015) Unsere Kinder brauchen uns, Genuis Verlag, dritte, erweiterte Auflage

Riemann F, (1961): Grundformen der Angst, Ernst Reinhardt Verlag München

Rettig D, (6.10.2010): Reine Routine – In 66 Tagen zur Gewohnheit. https://www.alltagsforschung.de/reine-routine-in-66-tagen-zur-gewohnheit/

Schlaffer P, (2020): Hass. Macht. Gewalt. Ein Ex-Nazi und Rotlicht-Rocker packt aus. Droemer Verlag. 1. Ausgabe

Stahl S, (2015): Das Kind in dir muss Heimat finden. Kailash. Originalausgabe

Taylor G. und Aveyard P., (13.02.2014): Change in mental health after smoking cessation: systematic review and meta-analysis. *BMJ* 2014; 348 doi: https://doi.org/10.1136/bmj.g1151

Timmerberg H, (2019): Das Mantra gegen die Angst oder Ready for everything: Neun Tage in Kathmandu. Malik

Voss, D., (2020): Schatten der Vergangenheit – Trauma liebevoll heilen und innere Balance finden. Pure Verlag. Erste Auflage

Wohlleben P, (2020) Das geheime Leben der Bäume, Wilhelm Heyne Verlag 2020, Taschenbuchausgabe

Weiterführende Links:

https://www.angstportal.de/ursachen-ausloeser/drogen/
https://www.wissenschaft.de/umwelt-natur/angst-durch-kaffee/
https://www.brain-effect.com/magazin/warum-das-gehirn-staendig-energie-braucht

https://www.waldbaden-anleitung.de

https://www.emdr.de/emdr-therapie.html

https://www.nature.com/articles/s41593-018-0174-

https://de.statista.com/statistik/daten/studie/152879/umfrage/in-staedten-lebende-bevoelkerung-in-deutschland-und-weltweit/

https://de.wikipedia.org/wiki/Biophilie

Printed in France by Amazon
Brétigny-sur-Orge, FR

10597113R20091